FIN DE VIE

du même **auteur**

Médecine et éthique. Le devoir d'humanité, Éditions du Cerf, Paris, 1990.
AIDES. Solidaires, Éditions du Cerf, Paris, 1991.
Accompagner jusqu'au bout de la vie, avec M.-H. Salamagne, Éditions du Cerf, Paris, 1992.
Responsabilités humaines pour temps de sida, Les Empêcheurs de penser en rond, Paris, 1994.
Soigner l'autre. L'éthique, l'hôpital et les exclus, Belfond, Paris, 1997.
La Révolution hospitalière. Une démocratie du soin, Bayard, Paris, 2002.
Le Devoir de non-abandon. Pour une éthique hospitalière et du soin, Éditions du Cerf, Paris, 2004.
L'Éthique à l'épreuve de la maladie grave. Confrontations au cancer et à la maladie d'Alzheimer, Vuibert, Paris, 2005.
L'Éthique au cœur des soins, Vuibert, Paris, 2006.
Apprendre à mourir, Grasset, Paris, 2008.
L'Existence malade. Dignité d'un combat de vie, Éditions du Cerf, Paris, 2010.
L'Euthanasie par compassion? Manifeste pour une fin de vie dans la dignité, érès, Toulouse, 2013.
La Maladie entre vie et survie, De Boeck, Bruxelles, 2013.

DIRECTION D'OUVRAGES (EXTRAITS)

Pandémie grippale: l'ordre de mobilisation, Éditions du Cerf, Paris, 2009.
Traité de bioéthique, 3 tomes, érès, Toulouse, 2010, 2014.
Fins de vie, éthique et société, érès, Toulouse, 2012, 2014.
Alzheimer, éthique et société (avec Fabrice Gzil), érès, Toulouse, 2012.

Emmanuel **Hirsch**

FIN DE VIE

Le choix de l'euthanasie ?

COLLECTION **DOCUMENTS**

cherche
midi

Vous aimez les documents ? Inscrivez-vous à notre newsletter pour suivre en avant-première toutes nos actualités :
www.cherche-midi.com

23, rue du Cherche-Midi
75006 Paris

«Faut-il, peut-on aller plus loin dans les cas exceptionnels où l'abstention thérapeutique ne suffit pas à soulager les patients aux prises avec une douleur irréversible ?»

François Hollande,
président de la République, 17 juillet 2012

Sommaire

Préambule

Ici, c'est l'antichambre de la mort[1] !

Je dédie ce livre aux professionnels qui, aux côtés des personnes qui vivent leurs derniers temps au sein d'institutions ou à domicile, ne renoncent pas à témoigner, dans l'intimité du soin, des valeurs d'humanité, de l'exigence de dignité et des principes de notre démocratie.

L'exergue et la postface[2] soumettent la réflexion à l'épreuve de réalités qui bouleversent et s'éprouvent douloureusement, si souvent dans la solitude et la relégation. Celles du grand âge, de la dépendance extrême ou de la maladie évolutive vécues au jour le jour comme un lent renoncement, fait de concessions et de deuils qui, pour autant, ne sauraient jamais être considérés comme une « perte de dignité ». N'est-il pas à comprendre de telles circonstances de l'existence comme autant d'appels à nos solidarités humaines et sociales concrètes, engagées, dans un contexte immédiat où la compassion publique inclinerait plutôt à penser préférable, dans certains cas, une assistance médicalisée pour « mourir dans la dignité » ?

Les patients – on dit volontiers les « pensionnaires » – sont tous très âgés. Ici, la solitude, l'altération physique et la mort appartiennent aux réalités ordinaires. Une

1. Extrait de mon carnet de notes, hôpital Paul-Brousse, AP-HP, mai 1983.
2. « Ne plus être que souffrance », p. 89.

nourriture d'angoisse que ces femmes et ces hommes effleurent chaque jour de leurs mains tremblantes, de leurs regards et de leurs pensées. Dans une lassitude que seuls l'attention et le respect des soignants parviennent quelquefois à apaiser. Ils sont à la fin des fins.

Parmi eux, entre eux, une question, la terrible question revient, obsédante comme un reproche : pourquoi est-on là ? Pourquoi n'est-on pas « parmi les autres » ? Pourquoi la marée retirée de toute une existence nous abandonne-t-elle ici, dans un hôpital et non dans un « chez-soi », dans les traces chaudes de notre existence ? Pourquoi l'abandon ?

Pourtant, ici, dans cet hôpital-ci, avec peu de moyens, l'équipe soignante parvient à éviter la banalisation de l'ultime étape de ces vies. Chacun cherche à compenser ce qui manque, ce que « l'extérieur » ne veut ou ne peut plus donner : la dignité d'être vieux.

Les chambres portent souvent les traces intimes de leurs occupants. Ce sont des pièces à vivre, parsemées d'images et d'objets lourds de souvenirs et d'affection. Néanmoins, l'amertume affleure dans les conversations. Un souci occupe toutes les pensées : être digne, être humain. Jusqu'au bout.

Tuer le temps avant de mourir soi-même. Ultime tâche que celle de l'oubli, du désinvestissement, du renoncement au monde. L'univers familier s'est réduit à si peu à travers les années. Il n'est plus que ce lieu retiré, un huis clos au bout du couloir sans véritable issue. Ne plus exister, si ce n'est pour ces soignants attentifs dans leur volonté de bien faire, mais avec si peu de disponibilité. Ne plus être reconnu et donc reconnaissable, ignoré de tous, mort déjà.

Qu'en est-il de ces espaces livrés en institutions aux « longs séjours », aux personnes trop âgées pour vieillir sereinement, en société, parmi nous ? Trop longs séjours, dans leurs excès et leurs accablements, faute de la résolution d'y préserver de la vie, du vivable. On y *glisse* facilement sur la pente du mépris et de la déprise, avec pour dernière résolution celle de quitter la vie ou de fuir, sans même laisser trace.

Une femme est morte dans la matinée. Les échanges ressassent cette mort attendue, espérée et redoutée :

– Elle est morte comme ça, dit une voisine de chambre de celle qui est « partie ». Ce matin, elle était encore en vie, puisqu'elle bougeait. Elle a même mangé. Puis ça y est, elle est morte.

– C'est le mieux, quand on a cet âge-là. Elle passait son temps à dessiner. Il y en a partout à l'étage, de ses dessins. Tout le monde l'aimait bien.

– Oui, mais quand même. Ici, c'est l'antichambre de la mort ou de la folie. C'est ça et rien d'autre.

– Avant, ça allait un peu, s'exclame une femme. Maintenant, plus du tout. J'habitais Gentilly. Maintenant, je n'habite plus nulle part...

– Je pense à la mort. Je serais contente qu'elle vienne ! Comme notre petite mère qui est partie ce matin. Si seulement ! On se dit que ça va arriver... Mais c'est long. Faut croire qu'on n'est pas attirantes. On n'est pas des louis d'or, hein !

– Moi, il faut que j'en finisse avec la vie. J'ai décidé de faire une grève de la faim ! Mais je voudrais bien mourir dehors. Ah, que je serais bien ! Quand donc je serai morte ?... Je me demande pourquoi on m'a mise là. Parce que je suis vieille et malade ? Mes petits-enfants, ils auraient jamais dû me mettre là. Je ne me plais pas ici. Ici, ils font ce qu'ils peuvent, mais quand même. On ne sent que le vieux et le passé. Mais je ne sais pas où je pourrais aller ailleurs. Je suis une vieille que personne ne veut. Pourquoi est-on placés de force dans ces maisons ?

Introduction

Fin de parcours

«La mort, c'est quelque chose d'étrange.
On a besoin d'être à deux pour l'affronter.
On n'a pas le droit de laisser la personne seule.
Je pense à la solitude d'une personne qui va mourir,
à sa demande aussi – elle qu'on ne doit pas laisser souffrir.
C'est si dur de souffrir et de chercher à comprendre
ce que ça peut signifier[1]*.»*

La mauvaise besogne

«Nous devons aussi aborder le sujet le plus douloureux qui soit qui est celui du droit à mourir dans la dignité. J'allais dire du droit à vivre dans la dignité. Car c'est le droit fondamental qui est celui de permettre à chacune et à chacun de vivre pleinement sa vie. J'entends et je respecte les consciences et les voix, venues notamment des autorités spirituelles qui affirment ce principe essentiel, respectable, selon lequel tout instant de vie mérite d'être vécu. Mais quiconque a vu un proche mourir dans de terribles souffrances physiques, morales, saura de quoi je parle. Il arrive parfois un moment où le souffle de la vie ne semble plus exprimer que le souhait de mourir. Ce n'est

1. Témoignage de soignant.

pas à la collectivité de décider de ce moment, de le définir ou de le déterminer. Mais c'est à elle de reconnaître qu'il existe. Lorsqu'il n'y a plus aucune issue, lorsque la douleur est trop forte, la seule question qui se pose est de savoir après combien de souffrances, combien de temps d'épreuves, la mort surviendra[1]. »

Le « droit de vivre dans la dignité » ainsi évoqué par François Hollande est au cœur de mon engagement à la fois éthique – dans le cadre de mes missions au sein de l'Espace de réflexion éthique de la Région Île-de-France – et politique, puisque c'est ainsi que j'ai toujours considéré mon militantisme associatif, qu'il s'agisse du handicap, de l'autisme, du sida ou des maladies neurologiques dégénératives, notamment la sclérose latérale amyotrophique. Depuis les années 1980, alors que j'y consacrais une partie de mon doctorat en philosophie, les réflexions et les pratiques relatives aux situations limites en médecine et à la fin de vie[2] me sont apparues écartelées entre l'appel aux plus hautes valeurs d'humanité et la tentation de les renier dans la désinvolture d'une négligence, d'une indifférence et d'une maltraitance professionnelle, institutionnelle

1. François Hollande, président de la République, maison Notre-Dame-du-Lac, Rueil-Malmaison, 17 juillet 2012.

2. Il importe de donner une définition du concept de fin de vie. « Treatment and care towards the end of life: good practice in decision making », General Medical Council, 2010 : « Les patients "approchent de la fin de leur vie" lorsqu'ils sont susceptibles de mourir dans les douze prochains mois. Cela inclut les patients dont la mort est attendue dans les heures ou les jours qui viennent ; ceux qui ont une maladie progressive et incurable à un stade avancé ; ceux ayant un état général précaire et des comorbidités laissant penser qu'ils risquent de mourir dans les douze mois à venir ; ceux risquant de mourir d'une crise aiguë et soudaine survenant au cours d'une maladie préexistante ; et ceux dont le pronostic vital est menacé par une affection aiguë causée par des événements soudains et catastrophiques. Le terme "approchant de la fin de leur vie" peut aussi s'appliquer aux grands prématurés dont les espoirs de survie sont très faibles, et aux patients diagnostiqués en état végétatif persistant, pour lesquels une décision d'arrêt de traitement et de soins peut conduire à la mort. »

ou sociétale qui provoquent l'indignation. Les principes démocratiques sont trop souvent bafoués lorsque l'intérêt supérieur de la personne est évalué selon des mentalités, des critères et des finalités profondément irrespectueux de ses droits fondamentaux.

L'idée de dignité peut se comprendre dans l'approche attentionnée et vigilante d'une personne assistée jusqu'au terme de son existence avec le souci de préserver la continuité d'une vie relationnelle, de prévenir sa souffrance et de lui permettre d'achever son parcours accompagnée. Une autre conception de la dignité tient à privilégier la maîtrise et l'exercice d'une volonté, à ne pas se laisser déposséder d'une « ultime liberté », quitte à abréger le temps qui reste à vivre en sollicitant, de la part du médecin, un suicide médicalement assisté ou une euthanasie. Ces positions sont l'une et l'autre recevables dès lors que leur argumentation témoigne du souci d'honorer, avant toute autre considération, l'exigence d'une responsabilité qui nous engage personnellement auprès de l'autre qui bientôt ne sera plus.

À titre personnel, je me suis constamment refusé à porter le moindre jugement sur une personne qui, dans un contexte spécifique, envisage une option plutôt qu'une autre. Toute légitimation d'une décision me semblerait en effet abusive. En ces circonstances extrêmes, sait-on véritablement ce que l'on souhaiterait pour soi ou pour l'autre ? Pour autant, j'estime indispensable, d'un point de vue démocratique, de ne pas renoncer à contribuer, dans le cadre d'une concertation nécessaire, aux approfondissements susceptibles d'éviter les seules postures idéologiques ou les simplifications abusives. Les personnes vulnérables en fin de vie, leurs proches et tous ceux qui interviennent au quotidien dans la proximité d'une présence maintenue – alors que tant désertent – méritent mieux de notre part. C'est pourquoi j'ai considéré comme un acte politique significatif l'initiative de François Hollande, le 17 juillet 2012. Elle m'a incité – car j'en saisis non seulement la justesse mais également l'expression d'une évolution qui pourrait aboutir à de profondes ruptures – à revenir sur mes dix dernières années d'implication dans ce contexte si particulier de la fin de vie, afin d'en tirer quelques repères de nature à contribuer au débat.

Toutes sortes de prétextes et de tentations confortent les attitudes réfractaires à la valeur encore accordée à l'existence. Dès lors, s'y refuser, en contester les logiques, accepter le risque d'un engagement à contre-courant et prêt à défier les fausses évidences, c'est reconnaître dans les lueurs évanescentes d'une vie finissante les expressions d'une histoire humaine qu'on ne saurait interrompre dans l'insignifiance d'un simple geste.

Que l'on ne confonde pas les registres. L'indifférence apeurée de notre société au regard du très grand âge, de la condition des personnes dites dépendantes ou de la maladie chronique, et le manque de réponses acceptables en termes d'accueil et de suivi ne sauraient justifier de destituer la personne du droit de vivre encore parmi nous.

On ne peut renoncer aux fondements du lien social au motif du constat fataliste des défaillances de nos facultés d'accueillir l'autre et de le sauvegarder des équivoques et des menaces qui le contestent dans sa capacité de poursuivre, selon ses souhaits, un chemin de vie : « Le progrès d'une société aujourd'hui, comme nous l'a appris l'histoire du XXe siècle, se mesure à sa capacité à développer la solidarité, en protégeant et en entourant les plus faibles, et non à faciliter leur disparition[1]. » C'est méconnaître ou

1. Pierre Mazeaud, ancien président du Conseil constitutionnel, Didier Sicard, président d'honneur du Comité consultatif national d'éthique (CCNE), « Protéger et entourer les plus faibles plutôt que faciliter leur disparition », *Le Monde*, 28 janvier 2011.

mépriser la signification d'une existence que de se résoudre à la considérer, selon des critères faussement compassionnels, inconciliable avec l'idée théorique, partiale, restrictive qu'on se fait d'une vie digne d'être vécue. Concéderons-nous à l'autorité de compétences médico-légales le pouvoir absolu de juger de la pertinence d'une existence afin d'être seuls légitimes à déterminer le sort qui lui serait prescrit?

Nos devoirs à l'égard d'une personne éprouvée par les circonstances d'une maladie sans issue, parfois en quête du geste définitif qui conclurait, faute de mieux, un temps embourbé dans la désespérance, ne consistent pas à s'octroyer une fonction qu'il ne nous revient pas d'assumer. Nous ne sommes pas attendus pour cette mauvaise besogne, même s'il s'avère parfois accablant et ingrat de s'y refuser. Ce renoncement à l'autre, dans de telles conditions, serait aussi renoncement à soi, dès lors que nous autoriserions à ne plus comprendre l'altérité que dans l'exigence de la mort donnée.

Dans les phases si particulières de la fin d'une existence, la notion de revendication semble dénaturer des enjeux pourtant essentiels. Se soumettre sans réticence à la sollicitation de l'acte de mort, à l'idéologie de la « mort dans la dignité », équivaut à refuser toute autre perspective. S'imagine-t-on ce que représente la sensation d'être assujetti à une mort sociale, astreint de son vivant à l'expérience de la disparition, de la perte de ce que l'on est, jusqu'à l'instant où sans la moindre objection la sentence finale sera exécutée? Dans la pureté de nos idéaux, avec la conviction qu'il y aurait urgence à en finir avec les conditions d'une mort indigne, nous posons avec la minutie du comptable les dispositifs applicables aux pratiques d'une mort anticipée, une mort en quelque sorte avant la mort, « intermédiaire », concertée, voire revendiquée.

Les derniers temps d'une existence sont affaire à la fois intime et ultime. Comment respecter la liberté d'une personne dépendante d'une maladie ou d'altérations qu'elle ne maîtrise plus ? Comment envisager, avec elle ou pour elle, lorsqu'elle ne s'exprime plus, les conditions d'une liberté digne d'être encore vécue, en société, parmi nous ? Y compris lorsque, dans certaines circonstances extrêmes, respecter la personne consiste à ne plus être préoccupé que de la dignité et du bien-être de ses derniers instants, dans un environnement soucieux d'une présence et d'une attention humaines jusqu'au bout.

Dernier acte

Ma position dans le champ hospitalier est à la fois celle d'observateur et d'intervenant dans les domaines sensibles et exposés de la fonction soignante, engagé sur le front de l'éthique là même où il importe de préserver l'esprit critique, la faculté de discernement, l'audace de dire, d'affirmer, y compris à contre-courant. J'assume le risque de soutenir, parfois, des positions que me contestent les partisans du consensus de circonstance ou de l'opportunisme cautionné par cette conception, à laquelle je m'oppose, d'une éthique manœuvrière, juchée sur les hauteurs des certitudes sentencieuses et des intérêts supérieurs. Nous perdons en crédibilité à déconsidérer les exigences d'une « éthique d'en bas », moins savante que les disputations spécieuses mais proche des personnes que l'on se refuse trop souvent à reconnaître dans la vérité d'un appel à la vie.

On ne saurait traiter de la dépendance, des handicaps, de la maladie chronique ou incurable et des fins de vie, en des termes inconsistants, péjoratifs, indifférenciés ou compassionnels. De tels propos amplifient la sensation d'une violence sociale irrépressible et sollicitent des mentalités qui apparaissent attentatoires aux libertés individuelles. Ils ne peuvent qu'inciter à accentuer les fragilités et les détresses de personnes trop souvent niées en tant que telles, et ramenées à l'insupportable condition d'une existence que certains considèrent indigne d'être vécue.

Les questions importantes, celles qui concernent ce que nous sommes, nos attachements, nos représentations, ne trouvent plus l'espace familier, naturel, indispensable à l'échange, au temps d'une délibération préservée des manipulations de l'opinion, soucieuse des valeurs qui nous constituent et de nos devoirs de fraternité. Faut-il pour autant abdiquer, renoncer à tenter de mieux cerner ce qui nous est essentiel, indispensable à la persistance d'une certaine conception de la dignité humaine ? Je ne le crois pas et préfère une position de résistance au renoncement de la pensée.

S'il s'avère aujourd'hui délicat d'évoquer les phases ultimes de l'existence d'une personne sans être inféodé aux idéologies et lobbies des propagandistes de l'urgence d'euthanasie, des professionnels de santé et des membres d'associations font pourtant de la sollicitude à l'égard de celui qui vit ses derniers jours la cause supérieure de leur engagement au service de la cité. Ils en témoignent sur le terrain, au plus près des personnes malades ou en fin de vie, garants d'une présence humaine et d'une considération sociale plus attendues que les réponses mortifères. Je partage leurs principes et suis avec eux depuis près de trente ans.

L'avancée dans ce temps ultime du départ, de la séparation, peut se vivre autrement que ne le serait une déchéance, avec de surcroît le sentiment d'une perte de dignité. Comme la fin d'un parcours qui conclut une existence. Ces derniers instants sont d'autant plus précieux qu'on les sait limités et propices à l'essentiel. Les quelques circonstances médiatisées, érigées comme autant d'insultes qui dénaturent notre condition d'homme, sont en fait peu représentatives de ce qu'est le quotidien de fins de vie dans la douceur, la tendresse, l'acceptation et la reconnaissance d'un ultime partage de gestes entre humains. Cette figure que j'évoque d'une mort dans la sérénité peut, à juste titre, être contestée par les représentations de morts indignes dans le contexte d'une technicité médicale abusive, injustifiable, ou alors de négligences inqualifiables, d'inhumanité dans l'exil d'institutions murées dans l'indifférence ou, par défaut, de lieux inhospitaliers. L'indignité et l'incurie de certaines pratiques, y compris au domicile, ne sauraient être ignorées. Il convient de dénoncer ces exactions et de prévenir les maltraitances souvent consécutives à de l'incompétence ou alors à des négligences consenties. La diffusion d'une culture de l'hospitalité, de la sollicitude et du respect telle qu'elle s'est développée ces dernières années avec les soins palliatifs et les soins de support s'impose comme un mode d'approche soucieux de la personne dans ses valeurs, ses préférences et ses droits[1]. Convenons-en, d'autres exigences doivent prévaloir dans notre attachement au bien-être de la personne que celles qui concernent – comme s'il s'agissait d'un enjeu prioritaire et déterminant – les dispositifs d'administration légalisée d'une assistance médicalisée ayant pour finalité la mort d'autrui.

Le 17 juillet 2012, François Hollande lance à Rueil-Malmaison une mission consacrée à la fin de vie. Il s'agit pour lui de répondre à un engagement affirmé dans sa proposition 21 de candidat à la présidence de la République : « [...] que toute personne majeure en phase avancée ou terminale d'une maladie incurable, provoquant une souffrance

1. « Soins palliatifs : un modèle pour des politiques sanitaire et sociale novatrices », résolution 1649 (2009), Conseil de l'Europe, 28 janvier 2009 : « 14. C'est pourquoi elle [Assemblée du Conseil de l'Europe] considère les soins palliatifs comme un élément essentiel des soins de santé appropriés fondés sur une conception humanitaire de la dignité humaine, sur l'autonomie, sur les droits de l'homme, du citoyen et du patient, ainsi que sur une conception généralement admise de la solidarité et de la cohésion sociale. »

physique ou psychique insupportable, et qui ne peut être apaisée, puisse demander, dans des conditions précises et strictes, à bénéficier d'une assistance médicalisée pour terminer sa vie dans la dignité». Pour certains commentateurs, l'évolution ainsi annoncée de la loi du 22 avril 2005 relative aux droits des malades et à la fin de vie devait mener à une dépénalisation de l'euthanasie ou, au moins, à une transposition en France de la procédure du suicide médicalement assisté.

François Hollande confie à Didier Sicard «un travail de réflexion, d'information, de concertation». Il lui demande de prendre en compte une interrogation forte: «Faut-il, peut-on aller plus loin dans les cas exceptionnels où l'abstention thérapeutique ne suffit pas à soulager les patients aux prises avec une douleur irréversible?» Le calendrier est alors serré, un projet de loi est évoqué pour juin 2013. Le rapport rédigé dans le cadre de la mission Sicard est remis au chef de l'État le 18 décembre 2012: «Penser solidairement la fin de vie[1]». Si des évolutions substantielles sont proposées dans le cadre de la législation actuelle, elles ne concernent ni l'euthanasie ni le suicide médicalement assisté. Il semble plutôt important de renforcer l'expression de l'autonomie de la personne dans le cadre de ses directives anticipées, voire d'une demande de sédation[2]. Le jour même, François Hollande demande au Comité consultatif national d'éthique non pas de se prononcer sur les conclusions du rapport, mais de répondre à trois questions:

«1. Comment et dans quelles conditions recueillir et appliquer des directives anticipées émises par une personne en pleine santé ou à l'annonce d'une maladie grave, concernant la fin de sa vie?

---

1. Ces différents temps de la concertation nationale sur la fin de vie sont repris et détaillés dans la seconde partie de l'ouvrage.

2. Ces points seront abordés par la suite.

2. Selon quelles modalités et conditions strictes permettre à un malade conscient et autonome, atteint d'une maladie grave et incurable, d'être accompagné et assisté dans sa volonté de mettre lui-même un terme à sa vie?

3. Comment rendre plus dignes les derniers moments d'un patient dont les traitements ont été interrompus à la suite d'une décision prise à la demande de la personne ou de sa famille, ou par les soignants?»

Le point numéro 2 paraît indicatif d'une préoccupation qui concerne, elle aussi, mais selon une approche différente de celle posée dans le rapport coordonné par Didier Sicard, la reconnaissance de l'autonomie de la personne malade dans les choix qui la concernent. L'allusion est évidente au suicide médicalement assisté, voire à l'euthanasie.

Le comité rend son avis n° 121 le 1er juillet 2013: «Fin de vie, autonomie de la personne, volonté de mourir». Une fois encore, dans l'intitulé même de cette contribution, la personne est située au cœur de la réflexion éthique, les considérations d'ordre médical doivent être adaptées à ses choix. L'avis devait être suivi, après le détour par une «Conférence de citoyens sur la fin de vie» qui produit ses conclusions le 16 décembre 2013, proposant notamment d'instaurer une «exception d'euthanasie», par la publication d'un rapport de synthèse reprenant les principaux enseignements à tirer de cette concertation nationale et les pistes suggérées pour une possible évolution législative[1]. C'était sans compter sur une circonstance imprévue, à fort impact médiatique: l'intervention du Conseil d'État, le 19 février 2014, dans le cadre d'une décision relative à l'arrêt de l'alimentation et de l'hydratation de M. Vincent Lambert. La haute juridiction s'est prononcée

1. La publication de ce rapport est prévue au cours du dernier trimestre 2014.

le 24 juin 2014. Le processus lancé par François Hollande a été ainsi suspendu pendant quelques mois.

Le 20 juin 2014, à la suite de l'irruption sur la scène publique d'événements judiciaires[1] qui ont soumis la concertation nationale à l'urgence d'une échéance sur l'agenda politique, une nouvelle mission, qui, tout l'indique, marque le terme de la consultation, est cette fois confiée par le Premier ministre, Manuel Valls, à deux parlementaires[2]. Il leur est demandé de proposer avant le 1er décembre 2014 les principes d'un texte de loi visant à « assurer le développement de la médecine palliative, mieux organiser le recueil et la prise en compte des directives anticipées, définir les conditions et les circonstances précises dans lesquelles l'apaisement des souffrances peut conduire à abréger la vie dans le respect de l'autonomie de la personne ».

« Abréger la vie dans le respect de l'autonomie de la personne » peut notamment signifier qu'« une assistance médicalisée pour terminer sa vie dans la dignité[3] », telle que l'exposait le programme électoral de François Hollande, équivaudrait à une pratique légalisée de l'euthanasie, et *a minima* du suicide médicalement assisté. Probablement à titre exceptionnel, strictement encadrée, limitée à des situations qui sembleraient hors du champ d'application de

1. Décisions judiciaires à propos de M. Vincent Lambert et du docteur Nicolas Bonnemaison, *cf.* seconde partie.

2. Alain Claeys et Jean Leonetti.

3. La notion d'« assistance médicalisée » avait du reste été transposée dans une proposition de loi dès le 26 septembre 2012, levant dès lors toute ambiguïté d'interprétation. Proposition de loi n° 228 relative à l'assistance médicalisée pour une fin de vie dans la dignité, Paris, Assemblée nationale : « Il est donc nécessaire d'aller au-delà de la loi de 2005 et de reconnaître, dans ces cas exceptionnels, le droit d'obtenir une assistance médicalisée pour terminer sa vie au patient en phase avancée ou terminale d'une affection grave et incurable, lui infligeant une souffrance physique ou psychique jugée insupportable et qui ne peut être apaisée. Ces patients doivent avoir le droit de mourir dans la dignité, médicalement assistés, dans les meilleures conditions possible. »

la loi actuelle relative aux droits des malades et à la fin de vie.

Déjà le 17 janvier 2000, il convient de le rappeler, le Comité consultatif national d'éthique estimait qu'« une sorte d'exception d'euthanasie, qui pourrait être prévue par la loi, permettrait d'apprécier tant les circonstances exceptionnelles pouvant conduire à des arrêts de vie que les conditions de leur réalisation[1] ». Le législateur n'avait pas souhaité reprendre cette éventualité dans la loi du 22 avril 2005, probablement par précaution, soucieux des extensions possibles de cette « exception » telles qu'elles sont parfois constatées, du reste, dans les quelques pays européens qui ont dépénalisé l'euthanasie[2].

Le principe d'exception appliqué à l'euthanasie est désormais à l'ordre du jour, et déjà, le 7 octobre 2009, Manuel Valls présentait avec Jean-Marc Ayrault une proposition de loi qui pourrait désormais inspirer le législateur[3] : « Notre pays est prêt à autoriser que l'on accède à la demande des personnes dont les souffrances sont telles qu'elles souhaitent, de la part des personnes qui les soignent, une aide active pour mettre fin à leur vie. Nous, représentants de la Nation, devons prendre nos responsabilités et tenir compte d'un débat de société important, qui nous amène à proposer une réponse légale, en créant un droit de mourir dans la dignité, afin que chaque citoyen puisse aborder la fin de sa vie dans le respect des principes d'égalité et de liberté. [...] Considérant que le législateur ne peut se défaire de ses compétences et laisser la jurisprudence dire le droit au cas par cas, il convient donc qu'il assume sa responsabilité, en ajoutant une étape dans le

1. « Fin de vie, arrêt de vie, euthanasie », Comité consultatif national d'éthique, avis n° 63, 27 janvier 2000.
2. Pays-Bas (2001), Belgique (2002), Luxembourg (2009).
3. Proposition de loi n° 1960, relative au droit de finir sa vie dans la dignité, Paris, Assemblée nationale, 7 octobre 2009.

processus que constitue la législation concernant la fin de la vie, en proposant un encadrement strict de l'aide active à mourir. »

Un droit de mourir dans la dignité[1]

Il est vraisemblable que le « droit de mourir dans la dignité » en bénéficiant d'une « aide active à mourir » constitue la dernière phase d'une évolution législative dont le processus, on l'ignore parfois, a débuté dès 1978[2]. Justification supplémentaire, à moins que ce ne soit un prétexte à ce besoin de céder aux pressions incitant à dépénaliser l'acte de donner la mort, les beaux esprits déplorent l'état d'agonie de la loi relative aux droits des malades et à la fin de vie. Il est devenu en effet éthiquement et politiquement correct de la contester, voire de la révoquer ou de la dévoyer, tout en lui rendant d'ultimes hommages ponctués par les plus virulentes critiques. Il serait intéressant, à ce propos, d'analyser les motivations de ce reniement difficile à justifier autrement que pour des raisons idéologiques, mais également les stratégies mises en œuvre pour mettre à bas avec tant de véhémence une loi pourtant votée à l'unanimité par le Parlement en 2005. Cette législation, reprise depuis par au moins quatre pays européens[3], se caractérise par son humanité et sa prudence,

1. « Projet de recommandation relatif à la protection des droits de l'homme et de la dignité des malades incurables et des mourants », art. 53, Conseil de l'Europe, 21 mai 1999 : « Le droit fondamental à la vie et l'interdiction absolue de mettre intentionnellement fin à la vie d'un être humain doivent être également respectés dans ces conditions spéciales que constitue la phase terminale d'une vie. Mourir est une des phases de la vie. C'est dire que le droit de mourir dans la dignité correspond au droit à une vie en dignité. »

2. Proposition de loi n° 301 relative au droit de vivre sa mort, Sénat, Paris, 6 avril 1978.

3. Yves-Marie Doublet, « Une communauté de vues des législations sur la fin de vie en Europe », *Études*, n° 4164, avril 2012 : « Un examen attentif des

l'attention profonde qu'elle accorde non seulement aux droits de la personne mais à la justesse, à la rigueur ainsi qu'à la qualité d'argumentation de l'arbitrage collégial préconisé. Cette démarche exigeante aura, pour le moins, fait évoluer en profondeur le processus décisionnel concerté en fin de vie.

Les valeurs du soin comme les principes qui fondent nos conceptions du bien commun sont engagés lorsque la responsabilité de décider tient au respect de règles éprouvées qui lui confèrent sa légitimité. C'est ajouter de la vulnérabilité, de la défiance, voire de la suspicion aux pratiques soignantes que d'estimer, sans autre forme, qu'une même référence législative devra s'appliquer indifféremment soit pour une approche en termes de soins palliatifs, soit pour la mise en œuvre d'un protocole d'euthanasie.

Il m'est apparu justifié, dans ce contexte si particulier qui sollicite, dans une certaine précipitation, une concertation et des choix politiques relatifs à la dignité et à la condition humaines, de rassembler et de synthétiser mes

---

réglementations intervenues dans [les principaux États membres de l'Union européenne] depuis 2005 permet de dégager deux orientations incontestables. D'une part, loin de se rallier à une légalisation de l'euthanasie, les principaux États européens ont décidé d'encadrer juridiquement les arrêts de traitement, tout en encourageant la pratique simultanée des soins palliatifs et, d'autre part, ces États se sont attachés à renforcer les droits des patients. Des enseignements utiles peuvent être tirés en France de cette double évolution. D'aucuns auraient pu croire que la voie de la légalisation de l'euthanasie choisie par le Benelux aurait fait des émules en Europe. Mais si l'on fait abstraction du cas du grand-duché du Luxembourg en 2009, depuis 2002 la légalisation de l'euthanasie ne s'est pas étendue en Europe. La France en 2005, l'Allemagne et l'Italie en 2009 et 2011, la Suède en 2010 et 2011, l'Espagne en 2011 ne se sont pas engagées dans cette voie. Et les 470 millions d'habitants que représentent les pays de l'Union européenne hors le Benelux, qui n'ont pas légalisé l'euthanasie, doivent être mis en regard des 28 millions d'habitants des trois États ayant dépénalisé l'euthanasie. Qui plus est, on constate une grande parenté des dispositifs légaux et des recommandations professionnelles des principaux États membres de l'Union européenne ayant opté pour un encadrement des arrêts de traitement. »

observations. Elles sont issues de l'expérience acquise depuis nombre d'années sur le terrain, à proximité des personnes malades, de leurs proches et des soignants auprès d'eux. J'ai ainsi repris et approfondi certaines réflexions initiales, complétées par des développements en rapport avec l'actualité immédiate[1].

Il ne s'agit pas tant d'avancer des considérations générales ou d'imposer un point de vue définitif que de donner à comprendre que des circonstances toujours exceptionnelles, à la fois personnelles, intimes et ultimes, ne sauraient justifier le recours à ce qui pourrait être considéré demain comme une loi d'exception. La complexité, la gravité et la singularité des réalités défient et contestent à la fois les systématismes, les simplifications et cette tentation d'une compassion fatale. Une approche circonstanciée, au cas par cas, pour les quelques situations extrêmes qui la légitimeraient, ne serait-elle pas préférable à une législation dont la valeur symbolique s'avérera déterminante sur le regard que notre société porte sur ses plus hautes vulnérabilités ?

Mon propos ne saurait pour autant se satisfaire d'une position distancée, voire de neutralité ; il est engagé. J'estime en effet que les préoccupations témoignées avec tant d'insistance aux aspirations à « la mort dans la dignité » apparaîtraient en fait moins équivoques et davantage recevables si leur vertu s'exerçait également en faveur des personnes qui aspirent à « vivre dans la dignité ». Car les sans-voix de l'existence malade[2], entravée par des

1. Pour n'évoquer que les dix dernières années, mes observations et réflexions relatives aux circonstances de la fin de vie ont fait l'objet de différents ouvrages : *Qu'est-ce que mourir ?*, Collectif, Le Pommier, Paris, 2003, 2010 ; *Apprendre à mourir*, Grasset, Paris, 2008 ; *Fins de vie, éthique et société*, Collectif, érès, Toulouse, 2012, 2014 ; *L'Euthanasie par compassion ?*, érès, Toulouse, 2013 ; *La Maladie entre vie et survie*, De Boeck, Bruxelles, 2013.

2. E. Hirsch, *L'Existence malade. Dignité d'un combat de vie*, Éditions du Cerf, Paris, 2010.

handicaps ou des dépendances qui précarisent le quotidien et hypothèquent toute confiance d'un avenir en société, ne serait-ce que supportable, sont souvent les absents et les exclus de ces invocations compassionnelles qui rendent inaudibles leurs revendications légitimes et tout aussi urgentes.

La première partie de l'ouvrage – « Pour terminer sa vie dans la dignité » – relève plutôt de l'analyse : je tente de mieux cerner, au plus près du terrain, ce qui se vit et s'exprime dans les circonstances toujours personnelles des derniers temps d'une existence. Je m'efforce de saisir ce qui me semble significatif de nouvelles approches de la mort dans le contexte médical, mais également de la revendication d'autres droits reconnus à la personne malade pour que soit respectée sa dignité. Y compris lorsqu'elle aspire aujourd'hui à la reconnaissance par le législateur, sans véritable restriction contraignante, de l'exercice en toute liberté de ses choix.

La seconde partie – « Concertation nationale sur la fin de vie » – reprend le carnet de notes que constituent mes articles publiés sur le vif dans le *Huffington Post*. De juin 2012 à juin 2014, nombre de ces textes ont été consacrés aux débats récurrents portant sur la fin de vie. Je développe ainsi des points de vue plus immédiats et réactifs, en phase avec une actualité qui détermine, on l'a compris, l'opinion publique et les conséquences qu'en tirent les responsables politiques maintenant. C'est proposer de la sorte d'autres repères, certes parfois incisifs, nécessaires à une réflexion dont le rythme s'est accéléré en 2014.

Il n'est pas évident de soutenir publiquement des positions qui se situent à contre-courant, critiques à l'égard des espérances portées par un discours incantatoire qui en appelle à une « libéralisation de la mort ». Il est avancé, selon les sondages, qu'une majorité de Français[1] y aspirerait[2]. Je considère toutefois mon engagement – avec tant d'autres personnes elles aussi convaincues que la prudence et donc l'exigence de discernement s'imposent « entre immobilisme et changement[3] » – comme l'exercice d'une responsabilité politique. Fidèle aux valeurs de la démocratie, je le comprends et l'assume comme l'expression d'un devoir de fraternité à l'égard des personnes vulnérables parmi nous. Celles dont l'échéance de la mort est certes prochaine, mais qui aspirent à vivre la plénitude de leur existence sans que des normes morales, des règles sociales ou des bonnes pratiques professionnelles leur imposent l'élégance d'un cérémonial d'adieux anticipés, médicalement assistés.

---

1. « Les Français et la fin de vie », Ifop pour *Pèlerin*, septembre 2012, sondage effectué sur un échantillon de 2010 personnes représentatif de la population française âgée de 18 ans et plus. « Question : L'euthanasie est une pratique visant à provoquer, sous le contrôle d'un médecin, le décès d'un individu atteint d'une maladie incurable. Personnellement, êtes-vous favorable ou opposé à la légalisation de l'euthanasie ? » Total favorable : 86 %.

2. Un autre sondage TNS/Sofres/ministère de la Santé, réalisé en novembre 2012 sur un échantillon national de 1 000 personnes, fait notamment apparaître que 48 % de Français ignorent les droits que leur accorde la loi du 22 avril 2005 relative aux droits des malades et à la fin de vie, s'agissant de l'arrêt des traitements et de l'interdiction de toute forme d'acharnement thérapeutique. 58 % se disent favorables, pour ce qui les concerne, au suicide médicalement assisté (le médecin met à disposition de la personne le produit létal). Bien que perçue risquée du fait de ses abus possibles par 49 % des personnes, entre 67 % et 75 % d'entre elles (selon les catégories d'âge) se disent favorables à la pratique de l'euthanasie.

3. Didier Sicard, rapport « Penser solidairement la fin de vie », 18 décembre 2012.

PREMIÈRE PARTIE

« FAUT-IL ALLER PLUS LOIN ? »

Pour terminer sa vie dans la dignité

« Je proposerai que toute personne majeure
en phase avancée ou terminale d'une maladie incurable,
provoquant une souffrance physique ou psychique
insupportable, et qui ne peut être apaisée,
puisse demander, dans des conditions précises
et strictes, à bénéficier d'une assistance médicalisée
pour terminer sa vie dans la dignité. »

François Hollande, « Engagement 21 », 2 février 2012

1

Aux limites du soin

«La dignité semble être un mot pour bien-portants.
Pour nos malades, le besoin d'estime prime.
La "mort dans la dignité" n'est revendiquée
que dans le contexte d'une situation d'échec du soin.
Cela devrait alors interroger nos pratiques.
Il est important de contribuer au sentiment du bonheur
d'être encore considéré comme important[1].»

Juste présence

La constitution en 1985 du groupe pluridisciplinaire Fonction soignante et accompagnement relevait de la volonté et du besoin d'initier des concepts et des attitudes susceptibles de contribuer aux évolutions nécessaires des conduites professionnelles en situation terminale de maladie. Pendant plusieurs années, les membres de ce groupe auquel j'étais associé se sont réunis à l'Hôtel-Dieu de Paris, contribuant à l'émergence, en France, du mouvement des soins palliatifs. Le texte fondateur de la création de Fonction soignante et accompagnement pose des principes et des résolutions. Aujourd'hui encore, il trouve sa pertinence.

«Soigner n'est pas seulement affaire de technique et de spécialistes. Au cœur du problème, il y a la souffrance, la

1. Témoignage de soignant.

mort proche ou lointaine, en tout cas inévitable. Le soignant n'échappe pas à cette condition humaine que le malade lui rappelle en permanence. L'accompagnement est ce qui rend supportable la souffrance, en humanisant la technologie. »

Deux ans plus tard, le rapport « Soigner et accompagner jusqu'au bout » instituait en France la démarche palliative : « Il est important que les pouvoirs publics affirment que chaque personne à la fin de sa vie a droit au respect, à la dignité, au soulagement de ses souffrances, bref, à des soins de toute sorte adaptés à son état, même et, peut-on dire, surtout lorsque sa fin est inévitable[1]. »

Ma réflexion interroge certes les pratiques qui, dans trop de circonstances, relèvent de logiques irréfléchies, incompatibles à un moment donné avec les exigences d'un soin digne. Mais elle se veut également attentive à l'apparition d'autres conduites d'où émergent des valeurs renouvelées du respect et de la sollicitude soignante. Il est temps de reconnaître enfin la signification politique d'un combat mené à bas bruit, avec pudeur et pourtant résolution, auprès de personnes hier trop souvent abandonnées à leur mort, dans la disgrâce d'une désertion médicale ou de la pause, sans la moindre concertation, de cocktails lytiques assimilables à une pratique d'euthanasie[2].

Il ne s'agit pas tant de rendre un pieux hommage, comme y excellent nombre de chantres de l'euthanasie, aux évolutions devenues possibles grâce aux soins palliatifs que de comprendre les principes qui les légitiment et les rendre accessibles à tous ceux qui aspirent à pouvoir en bénéficier. Ce mouvement de « soins continus » et de « soins de confort », conçu dans la proximité d'un

1. « Soigner et accompagner jusqu'au bout », rapport du groupe de travail Aide aux mourants, *Bulletin officiel*, n° 86, ministère des Affaires sociales, 1987.

2. Patrick Verspieren, « Sur la pente de l'euthanasie », *Études*, tome 360, janvier 1984.

engagement jusqu'au seuil de la mort, permet de se réapproprier un questionnement humain et de l'assumer dans un contexte peu favorable à l'évocation de nos vulnérabilités. J'y comprends, à cet égard, l'hostilité qui anime trop souvent ceux qui disent préférer l'anticipation d'une décision abrégeant l'attente de la mort à une confrontation pour eux devenue insupportable. Qu'avons-nous à faire de la vie qui reste à vivre si, médicalisée à l'extrême ou socialement reléguée, elle équivaut à une agonie qui meurtrit jusqu'à l'anéantir une certaine idée de notre dignité ? C'est pourquoi, dans un premier temps, il convient d'évoquer ce qu'il en est des pratiques du soin dans des circonstances exposées à leurs limites.

Les conditions du mourir à l'hôpital interrogent et interpellent la continuité des soins. Il nous faut concevoir les missions confiées aux soignants au-delà du seul souci de tout mettre en œuvre pour guérir. La prise en compte de la globalité et de l'unicité du soin impose une nouvelle pensée des pratiques, y compris à leur marge. La mort était trop souvent reléguée, évitée, tant elle déroutait et contestait ceux qui estimaient encore tout pouvoir, y compris parfois dans l'excès d'un acharnement. Voilà que des alliances s'instaurent entre la personne malade et celui qui la soigne, afin de mieux assumer ensemble des valeurs partagées. À la « bonne distance » enseignée comme pratique appropriée dans les instituts de formation en soins infirmiers s'est progressivement substituée une notion éthiquement plus justifiée : celle de bonne ou juste présence. Les réflexions développées dans les hôpitaux à propos de la mort qui dans près de 75 % des cas intervient en institution[1] contribuent

1. « En 2012, 57 % des décès ont lieu à l'hôpital ou en clinique privée, contre 57,5 % en 2011. La part des décès dans les maisons de retraite continue d'augmenter, atteignant 12,3 %, contre 11,6 % en 2011 et 10,2 % en

ainsi, depuis près de trente ans, à la restitution d'une dimension profonde des soins, aujourd'hui encore parfois atténuée, voire révoquée par une technicité abusive. Ce dont il est question lorsque l'on évoque « l'obstination déraisonnable », l'inhumanité de certains traitements ou même la déshumanisation de la relation soignante.

Les soins palliatifs constituent un paradigme d'une conception éthique du soin[1]. Il importe donc d'en préserver les fondements mais aussi de les promouvoir. Alors que dans les années 1980 l'obsession de la mort dans la dignité semblait devoir imposer une législation autorisant l'aide à la mort médicalisée ou, pour le dire plus explicitement, l'assistance médicalisée à la mort, en quelques années les professionnels, avec des associations, ont su instaurer un ensemble de dispositifs, de la lutte contre la douleur aux soins palliatifs. Témoigner cette considération à la personne malade, ne pas être indifférent à ce qui l'éprouve dans ces temps incertains de la fin de vie, signifie également qu'on refuse d'anticiper sa mort. C'est lui confirmer l'irréductible valeur de son existence parmi et avec nous.

Faute de penser en des termes justes ce dernier temps d'un parcours où s'achève une existence, c'est dans un contexte équivoque et polémique que ces circonstances suscitent des résolutions péremptoires. Quelles que soient

---

2002. Celle des décès à domicile stagne à 25 % depuis 2011 (27 % en 2002) », Insee, « Statistiques d'état civil sur les décès en 2012 », octobre 2013.

1. « Soins palliatifs : un modèle pour des politiques sanitaire et sociale novatrices », résolution 1649 (2009), Conseil de l'Europe, 28 janvier 2009 :

« 6. L'Assemblée note que les soins palliatifs permettent aux personnes atteintes de maladies graves, qui souffrent ou sont en état de grande détresse, d'exercer leur libre arbitre. Cette approche ne traduit donc pas uniquement un besoin, mais favorise directement la reconnaissance des droits de la personne et du citoyen, et le droit de participer à la vie sociale jusqu'à la mort [...].

9. Ces constatations amènent l'Assemblée à tirer aussi des conclusions du débat sur l'euthanasie, dont il est ressorti qu'un État de droit libéral ne saurait laisser en suspens des questions éthiques touchant à la vie et à la mort d'êtres humains. »

les précautions qui sont avancées afin d'atténuer l'impact des controverses actuelles et leur politisation, elles incitent forcément à asséner des argumentations préjudiciables aux valeurs censées être honorées. La tendance, aujourd'hui, serait de considérer que proposer et mettre en œuvre l'assistance médicalisée de la mort engagerait à exercer une forme de sollicitude qui justifierait à elle seule la transgression, ou du moins l'ébranlement, des fondements éthiques du soin.

Nous mourrons autrement et ailleurs

Sur le terrain le moins exposé aux convoitises des prouesses médicales, là où l'incapacité de guérir équivaut trop souvent encore au désistement et à l'abandon, certains professionnels et militants associatifs ont donc décidé de reconquérir et de réhabiliter des espaces voués au soin. La mort ne survient plus en son temps – au terme de la vie – mais quand les recours thérapeutiques sont épuisés, quand le maintien d'un traitement s'avère injustifié ou alors quand la personne accablée d'un surcroît de vie qui lui semble insupportable choisit d'y renoncer. Les repères, les figures ou les représentations du mourir se sont profondément transformés, bouleversant nos mentalités et nos attitudes face à la mort. Nous mourons désormais autrement et ailleurs. Assistés de soignants, accompagnés de quelques fidèles ou seul. À l'hôpital, en institutions, souvent en des lieux relégués aux confins de la cité. En dehors de l'espace où l'on a vécu, dans un contexte où la technicité entrave parfois les derniers actes de vivant. En fait, dépourvue d'une position reconnue dans notre espace social, la mort surgit, impromptue et violente, au moindre indice de vulnérabilité exprimé dans sa consistance physiologique, incitant au renoncement motivé davantage par la défaillance de la vie que par son extinction. Le temps à vivre se négocie au regard du temps venu pour mourir, lorsque les événements justifient de consentir à la mort par épuisement des ultimes ressources de vie. La mort ne marque plus le terme naturel d'une existence ni ce temps de transition, de passage, accompagné au sein d'une communauté humaine qui se reconstitue et se renforce pourtant dans ce moment de rupture mais également de transmission.

L'émergence de la revendication, exprimée par les personnes malades ou leurs proches, du recours au suicide médicalement assisté, voire à l'euthanasie, est intervenue dans le contexte des excès d'un interventionnisme technique et du renoncement de la société à penser autrement sa présence auprès de celui qui va mourir. L'impression d'un « acharnement thérapeutique » est apparue comme un abus d'autorité souvent assorti d'indifférence et de mépris. Du point de vue des bonnes pratiques comme de l'éthique professionnelle, on peut même parfois interpréter ces « obstinations déraisonnables » comme caractéristiques d'une dérive. Le sens de la décision médicale, son impact et ses conséquences relèvent d'une appréciation de ce que constitue un juste soin. Confrontés à des demandes et à des pressions sociales parfois inconsidérées, les médecins doivent donc préciser les repères adaptés à des évolutions biomédicales génératrices d'incertitudes et d'équivoques susceptibles de compliquer les choix. Tout particulièrement lorsque la notion de fin de vie n'est pas limitative à quelques semaines ou mois pour une personne qui peut être atteinte d'une maladie chronique ou d'un lourd handicap, et dès lors peu recevable en tant que telle.

Les « lieux de la mort » suscitent souvent une perception ségrégative de la fin de vie, retranchée de l'espace social dans des institutions de soin. Trop souvent, le parcours dans la maladie chronique désocialise et isole au point que la personne en arrive à éprouver plus durement l'expérience d'une « mort sociale » que la perspective même de sa mort physiologique...

Évoquer ainsi les pratiques soignantes dans leur confrontation à la fin de vie et à la mort permet à la fois de saisir les paradoxes et les équivoques des logiques de la biomédecine, le sens d'une réhabilitation des valeurs du soin, d'identifier les évolutions dans l'expression autonome de la personne malade, de cerner les enjeux de la démarche palliative. Ce parcours aux limites du soin et aux marges de la scène sociale confère une signification profonde à l'approche des fragilités extrêmes. La mort « médicalisée » ou « institutionnalisée » se substitue aux représentations traditionnelles et pour le moins idéalisées de l'acceptation d'une fatalité, avec pour conséquences de donner à penser que le temps de la mort se décrète dès lors qu'il peut être mis fin, dans le cadre d'un arbitrage collégial, à des périodes transitoires, intermédiaires, perçues sur une plus ou moins longue durée entre vie et survie. Comment appréhender et assumer ces instants où les choix deviennent à ce point cruciaux ? Ne serait-ce que lorsqu'ils ne font que confirmer un état de fait, le constat de l'inéluctable, l'échec de tentatives désormais vaines. N'y aurait-il pas, dès lors, une certaine irresponsabilité à s'abandonner au cours des choses, à renoncer ainsi à une dernière emprise exercée sur sa destinée, quitte à choisir la mort anticipée plutôt qu'une survie injustifiée ?

Je comprends la dignité d'un acte de profonde lucidité et de courage qui s'exprime dans la revendication d'une mort décidée. Est-il pour autant porteur de plus de valeur et de sens que la position assumée jusqu'au terme d'une vie sans en interrompre le cheminement, au point de l'ériger comme une vertu supérieure[1] ?

1. « L'euthanasie : un mot qui ne doit pas faire peur. Imposer une vie à celui qui veut mourir, n'est-ce pas porter atteinte à sa dignité ? », Henri Caillavet,

L'arbitrage d'une décision

La volonté exprimée par les personnes malades, qui au terme de leur vie tiennent à être respectées dans leur liberté de décider, justifie des engagements éthiques et politiques qui ne sauraient être ramenés à l'adaptation d'une loi à des convenances personnelles. Face à des pouvoirs ressentis comme arbitraires et démesurés, les patients exigent une véritable sollicitude et souhaitent instaurer un équilibre qui procéderait notamment du droit de refuser des thérapeutiques estimées injustifiées, disproportionnées, parfois même perçues dans leur caractère « inhumain ou dégradant ». L'expérience intime ainsi que l'expertise (dite profane) de la personne en fin de vie doivent être reconnues et intégrées au processus décisionnel. Celui-ci vise en effet à déterminer les objectifs du soin dans la réciprocité d'un échange loyal, juste et bienveillant, favorable à l'arbitrage d'une décision partagée[1]. Le législateur semble en avoir tenu compte, tout comme il a su reconnaître les évolutions suscitées à la fois par la sécularisation et la médicalisation de la phase

---

président de l'Association pour le droit de mourir dans la dignité, *Le Monde*, 24 février 1987 : « Il y a deux façons d'aborder la mort. La maîtriser ou la subir. En cela, le suicide conscient est l'acte authentique de la liberté de l'homme. Pour tous ceux qui considèrent que l'existence ne vaut pas la peine d'être vécue, que d'un bien elle est devenue une malédiction, nul pouvoir, serait-il religieux, médical, législatif, moral, ne saurait se dresser contre leur décision de mourir, parce qu'ils sont seuls juges de la qualité de leur vie. »

1. *Guide sur le processus décisionnel relatif aux traitements médicaux dans les situations de fin de vie*, Conseil de l'Europe, mai 2014 : « 13. S'agissant d'intervention sur la personne humaine, la problématique du processus décisionnel relatif aux traitements médicaux en fin de vie interroge les trois grands principes constituant le socle de l'éthique médicale reconnus au niveau international : autonomie, bienfaisance/non-malfaisance, justice. Ces principes sont constitutifs des droits fondamentaux inscrits dans la convention européenne des droits de l'homme et déclinés dans le champ de la médecine et de la biologie par la convention sur les droits de l'homme et la biomédecine (Convention d'Oviedo). »

terminale de l'existence, assumant dans un tel domaine une mission particulièrement délicate pour laquelle ses compétences pouvaient toutefois faire débat. La loi du 9 juin 1999, visant à garantir l'accès aux soins palliatifs, institue cette autre dimension de la fonction soignante assumée selon des dispositifs spécifiques jusqu'au terme de la vie. Le 4 mars 2002, la loi relative aux droits des malades et à la qualité du système de santé consacre l'autonomie de décision de la personne malade dans le soin comme un principe aussi fondamental que l'avait été en 1947 la notion de consentement à la recherche médicale affirmée dans l'article premier du code de Nuremberg. Plus précise encore, la loi du 22 avril 2005 relative aux droits des malades et à la fin de vie fixe les lignes directrices d'une démarche médicale opposée à toute obstination déraisonnable. Elle est de nature à favoriser une fin de vie respectueuse des choix de la personne, notamment en tenant compte de la volonté de limitation ou d'arrêt d'une thérapeutique active envisagée selon des dispositions minutieusement établies. D'autres mesures renforcent l'attention accordée aux préférences du patient, comme la capacité reconnue à la « personne de confiance » de représenter auprès de la communauté médicale le malade qui serait dans l'incapacité d'exprimer une volonté qu'il aurait pu également énoncer dans des « directives anticipées ». Le code de déontologie en transpose les procédures dans son article 37 revu le 6 février 2009. On le constate, notre représentation nationale a intégré de manière progressive et avec justesse des dispositifs adaptés à la majeure partie des situations vécues dans le contexte de la fin de vie. « Faut-il, peut-on aller plus loin ? »

Les constats établis dans le cadre de la mission confiée à Didier Sicard et dans l'avis n° 121 du Comité consultatif national d'éthique attestent du besoin impératif d'évolutions non pas de la législation, mais de nos attitudes sociales et des pratiques médico-sociales auprès de la personne en fin de vie. La responsabilité politique se situe tout d'abord à ce niveau d'exigence. Au terme de sa vie, dans un contexte trop habituellement dépendant de logiques biomédicales, le malade a parfois le sentiment de perdre en valeur, en dignité et en estime de soi, dès lors qu'une sentence d'échec thérapeutique, vécue comme une disgrâce, semble le destituer simultanément de son « intérêt médical ». Il s'éprouve brusquement abandonné, voire livré à sa mort, ramené sans y être préparé à cette condition de mortel qui fait irruption de manière déconcertante, pour ne pas dire imprévisible et dès lors inacceptable, insupportable.

Au plus près des personnes dans ces périodes incertaines, déroutantes, délicates, il faut renforcer notre souci de prévenance et de disponibilité, considérer avec prudence ce qui justifie et rend acceptables les décisions qui s'imposent encore, même si elles ne visent plus à la guérison. L'expression de cette sollicitude tient à la continuité d'une relation engagée, subtile, qu'il convient de confirmer lorsque le doute, l'inquiétude, la peur menacent de s'insinuer. Elle tient aussi aux signes de respect témoignés au patient dans son histoire propre, ici et maintenant. Il convient de préserver la cohérence d'un soin au service de la personne dans les choix et les besoins de son existence. On le verra par la suite, une même considération doit être accordée aux proches, eux aussi indispensables dans un environnement bienveillant.

Le rapport qui s'élabore avec la personne touche donc à cette part d'intimité et de discrétion qui engage à penser ensemble la vérité, le secret, la pudeur, le respect. Cela confère tant de valeur à l'engagement jusqu'à la phase ultime d'une vie. Le soin prend dès lors cette dimension de relation essentielle, unique, de vivant à vivant. Reconnaître l'autre dans sa liberté, c'est aussi lui éviter la moindre contrainte, y compris celle de choix anticipés ou présents, auxquels il pourrait se sentir engagé, ne serait-ce que pour épargner à ses proches une confrontation douloureuse.

Perdre en dignité

Je conclurai ce chapitre en évoquant une des circonstances extrêmes qui semblerait justifier de la part du législateur au mieux une révision de la loi relative aux droits des malades et à la fin de vie, mais peut-être la modification de certains de ses principes.

Auprès de la personne malade ou lourdement handicapée qui ne communique plus, la sollicitude concerne une dimension de responsabilité que l'on serait tenté d'éviter, tant la tâche est lourde et déroutante. Il s'agit pourtant d'une éminente fonction, souvent assumée au sein d'institutions lorsque les proches ne parviennent plus à concilier dans la solitude et la négligence sociales tant d'exigences dans un contexte si délicat. Il n'est que peu question d'une guérison envisageable, mais au mieux de stabilisation ou de ralentissement de l'évolution. Le soin procède davantage d'une logique palliative que d'un projet curatif, avec pour objet principal le souci de maintenir la personne dans un environnement attentionné à son égard, adapté, rassurant, qui la préserve de risques indus. Ainsi, à un stade avancé de son évolution, la « grande dépendance » peut être perçue comme un parcours désespérant, aux extrêmes de la vie, marqué par l'imminence d'une mort qui entame à chaque instant ce qui demeure encore d'une existence. Comment préserver une relation à la vie face au cumul de renoncements, de pertes et de deuils qui éprouvent la personne malade et ses proches, trop souvent dans un contexte d'incompréhension et de solitude ?

Il convient d'être tout particulièrement attentif aujourd'hui aux maladies neurologiques dégénératives à impact cognitif, comme la maladie d'Alzheimer, ou aux réalités du handicap extrême telles que l'éprouvent les personnes en état dit pauci-relationnel ou « végétatif constant ». Les phases provisoires et ultimes de lucidité confrontent bien souvent la personne atteinte de la maladie d'Alzheimer ou d'une maladie apparentée à une perception de ce qu'elle devient, avec l'angoisse profonde que recèle cette expérience de la dissipation, de la perdition et de la disparition. Rien ne nous indique, de manière incontestable, son degré de conscience, de lucidité ou d'autonomie, ce qui l'incite parfois à s'engager dans des stratégies d'évitement qui lui épargnent une insupportable souffrance. La maladie mentale renvoie, probablement plus que d'autres, aux représentations de l'errance, de l'absence, à cette expérience paradoxale de mort dans la vie. Apparemment dépossédée de ce qu'elle est, de sa position parmi nous, la personne semble se soustraire à la relation. La rencontre avec elle se dérobe, se distend. La « perte d'esprit » équivaut trop fréquemment à la perte de dignité et d'existence sociale, à une révocation qu'appréhendent avec effroi ceux qui y sont confrontés. Peut-on se contenter d'en tirer les dernières conséquences et renoncer à tenter d'autres approches témoignant de notre inconditionnel respect à l'égard d'une personne en état de profonde souffrance ? Ces maladies qui déportent aux confins de la pensée permettent de saisir avec tant de justesse la signification profonde de ce que la personne malade, certes avec d'autres spécificités, notamment du point de vue de son intégrité, peut éprouver dans les dédales de son dernier parcours de vivant.

Résister à l'anticipation de la mort et maintenir une relation, un projet, dès lors que l'échange est altéré et que le sens semble échapper n'est jamais évident. Il convient d'envisager selon des modalités spécifiques le rapport à la temporalité lorsque l'existence semble s'enliser dans une inexorable durée. Comment faire avec une forme d'impuissance et de passivité relatives, avec l'incapacité d'épargner à la personne ce qui l'affecte si douloureusement, sans pour autant se résoudre à lui contester son humanité même ? Qu'avons-nous à vivre avec elle et comment assumer à son égard une responsabilité si l'on estime que rien ne nous est commun, que l'étrangeté de sa manière d'être la condamnerait à demeurer étrangère à ce que nous sommes au point de lui contester un devenir ? Nous assignons à cette personne la condition d'un exil et d'un enfouissement aux confins de notre sensibilité humaine, de nos valeurs sociales, de notre bien commun. Ultime compassion qui lui serait concédée, doit-on ne plus être attentif qu'à la médicalisation de sa fin de vie, qu'à « l'assister dans la mort » ?

Il nous faut mieux saisir l'essence de nos obligations à l'égard de la personne qui nous paraîtrait à ce point singulière et étrangère aux signes expressifs d'une humanité qu'elle serait de fait destituée de son statut d'autre. Intervient dès lors la dimension politique des choix nécessaires afin de rendre possibles et accessibles les dispositifs adaptés aux attentes des personnes et de leurs proches. Ils sont actuellement carentiels, au point de donner l'impression de les restreindre par manque de résolution, et d'inciter de la sorte à promouvoir d'autres pratiques apparemment moins contraignantes et plus économiques.

Il ne sera donc pas possible de persister plus longtemps dans des positions contradictoires : compassionnelles à l'égard des circonstances extrêmes de certaines fins de vie, et pragmatiques dans des avancées législatives en rupture avec les valeurs que nous prétendons défendre. La législation française vit de ce point de vue une tension qui ne pourra résister davantage à l'épreuve de vérité.

Avec les lois du 9 juin 1999 et du 22 avril 2005, le législateur a privilégié l'option des soins palliatifs, le respect de l'autonomie de la personne, le refus de toute obstination déraisonnable et la collégialité dans la prise de décision. Une telle résolution est mise à mal, c'est évident, par l'absence d'une volonté politique conséquente, attestée par des mesures effectives et pérennes susceptibles de mettre à la disposition de ceux qui en éprouvent l'urgent besoin les modes d'accompagnement conformes à nos valeurs. Doit-on se soumettre à ce constat et ne plus considérer, comme issue souhaitable, que l'étrange entremêlement dans un texte de loi qui cherche encore ses marques entre concession palliative et compassion euthanasique ?

2

Perdre en humanité

« Une des choses que j'ai découvertes ici, c'est que souvent la vie tient au fait qu'il y ait toujours des gens pour qui votre existence demeure importante, pour qui votre vie conserve un sens[1]. »

Être respecté jusqu'à sa fin

Chacun envisage la signification politique de l'engagement auprès de la personne vulnérable en fin de vie selon des valeurs, des représentations et des convictions qui inspirent une certaine conception de la responsabilité. Est-il pour autant si évident de se porter sans *a priori* au niveau de ce que l'autre éprouve et qu'il lui est si douloureux de partager avec nous ? Nous sommes dépourvus de certitudes et de pouvoirs véritables face aux circonstances qui incitent à l'humilité, à la déprise et au souci d'affronter humblement des questions qui, on le sait, nous laisseront insatisfaits, inquiets du fait même de nos limites. La scène publique se fait l'écho d'expériences qui ont à ce point meurtri les personnes qu'elles font de leur implication dans l'évolution de la législation actuelle sur la fin de vie un combat personnel. Il était important que François Hollande puisse apporter de la hauteur à la concertation nationale, même s'il n'est pas certain qu'en conclusion

1. Témoignage d'une personne malade.

nous ne soyons amenés à concéder à la compassion collective l'expression inconditionnelle d'un attachement à nos solidarités dans la vie.

De manière insatisfaisante, c'est dans le contexte souvent polémique de controverses publiques que sont discutées des circonstances intimes, privées, celles qui se voient ainsi ramenées à des débats d'idées, à des choix de société. Les récits de vie s'entrechoquent dans la succession de batailles douloureuses, dont chacun tire prétexte à des arguments favorables à une position qui, bien souvent, n'a pour force que de s'opposer à celle qu'elle dénonce. Il me semble dès lors indispensable de ne pas extrapoler, à partir d'expériences ou d'approches trop personnelles, des positions générales qui peuvent induire les systématismes que l'on sait. La difficulté d'une approche au cas par cas, prudente et contextuelle, fort bien appréhendée dans la loi du 22 avril 2005 relative aux droits des malades et à la fin de vie, semblerait s'estomper dès lors que des « critères de minutie » permettraient de contrôler la légitimité d'une décision d'assistance médicalisée en fin de vie. L'examen de réalités à la fois complexes et évolutives en fin de vie conteste cette idéalisation du protocole parfait, ce que confirme, du reste, l'analyse portée sur les pratiques d'euthanasie dans les pays européens qui les ont dépénalisées.

C'est pourquoi il me paraît justifié de revenir encore sur ce que constitue ce temps de la maladie exposé à l'imminence d'une mort prochaine.

Fragilité infinie de ce temps ultime, désormais exposé aux complexités et paradoxes de la décision médicale, à l'expression revendiquée du droit de mourir selon son choix, à son heure, mais également aux réalités humaines et sociales de l'abandon, de la solitude et du mépris éprouvées comme une insurmontable indignité. Trop souvent, l'expérience d'un tel outrage suscite, par défaut, la demande de l'assistance médicale à la mort, l'acte d'euthanasie – compassion dans la mort plutôt que solidarités assumées dans la vie.

Il n'est ni mérite ni démérite dans la vulnérabilité de nos positions face à la mort. Là où l'humanité d'une sollicitude est plus attendue que la rigidité de postures dogmatiques, la dignité échappe aux considérations théoriques, et nos idéaux ont moins de prix que la valeur d'une relation et l'humanité du signe adressé par celui qui ne déserte pas. Il ne faut pas compromettre définitivement les quelques raisons qui permettent d'espérer encore de la vie et d'attendre de ses derniers instants l'accomplissement d'une existence respectée jusqu'à sa fin.

S'il est une liberté à reconquérir, elle ne saurait se limiter à la revendication de l'autodétermination de la mort. Le droit de bénéficier d'une position maintenue dans la préoccupation des vivants, de conditions d'accompagnement dignes de l'idée d'humanité, constitue un enjeu que j'estime plus déterminant que l'organisation du dispositif favorisant l'octroi d'une euthanasie. Il s'agit là d'une responsabilité qui saisit notre société dans sa capacité d'affirmer le sens ultime du lien et de la fraternité. C'est dire à quel point ses réponses s'avèrent essentielles et relèvent d'une obligation morale forte, d'engagements cohérents qui ne sauraient se satisfaire du registre compassionnel ou d'arguments indifférents à la vérité et à la singularité des circonstances.

Les controverses suscitées par les représentations médiatisées, et forcément dramatisées, de certaines fins de vie altèrent la capacité de vigilance et la nécessaire pondération indispensables au maintien des quelques principes susceptibles d'éviter que ne s'accentuent les équivoques et les systématismes, avec leurs dérives. Il nous faut résister aux tentations d'une résolution hâtive des quelques circonstances qui provoquent, à juste titre, nos consciences exposées à des approches parfois inacceptables ou insatisfaisantes des conditions de fins de vie médicalisées. La limitation ou l'arrêt de traitements actifs imposent d'autres mentalités que celles du désinvestissement, de la relégation ou, faute de mieux, de la mort assistée.

Les missions du soin – j'y reviens, car les plus vives critiques de l'inanité de la loi relative aux droits des malades et à la fin de vie mettent en cause ce que serait leur prétendue incurie en termes, notamment, de respect de l'autonomie décisionnelle des personnes – relèvent d'une double exigence : préserver l'humanité d'une relation et ne pas renoncer à reconnaître l'autre en ce qu'il demeure jusqu'au terme de son existence. Le soupçon que suscitent, notamment dans nos institutions hospitalières, des prises de position ambiguës, en apparence aléatoires, s'avère dès lors inconciliable avec la reconnaissance des besoins de confiance, d'estime, d'appartenance à laquelle aspire la personne dans ces circonstances extrêmes. D'autant plus lorsque l'envahit le sentiment parfois oppressant d'un temps qui lui est compté, d'une vulnérabilité qui s'accentue et menace son intégrité.

Le devoir de respect engage à l'expression intransigeante d'une forme élevée de la solidarité humaine. Il ne peut donc pas se satisfaire des approximations, y compris lorsqu'elles prétendent relever du registre de la compassion, voire d'une concession sans autre forme à la stricte et méthodique exécution d'un protocole d'euthanasie[1]. Notre souci de l'autre, fragile et démuni face à sa mort, mérite mieux !

1. *Guide sur le processus décisionnel relatif aux traitements médicaux dans les situations de fin de vie*, Conseil de l'Europe, mai 2014 : « 20. L'autonomie ne doit cependant pas se confondre avec l'autodétermination absolue de la personne. En effet, la décision en santé résulte de la rencontre de la volonté du malade et d'un professionnel soumis à ses obligations découlant des principes de bienfaisance et de non-malfaisance. »

Meurtre par désespoir

L'illusion de ramener la pensée et la gestion de la mort à l'énoncé de directives juridiques encadrant l'application de protocoles exécutés à la demande paraît bien inconsistante et livrée à toutes sortes d'équivoques et de dérives. N'est-il pas temps d'examiner, comme j'ai commencé à le faire dans le chapitre précédent, pourquoi les conditions actuelles du mourir engagent au renouveau des approches et des pratiques ?

L'anonymat d'une mort médicalisée, sa dissimulation, son évitement relèguent les temps de l'adieu, du départ et de la séparation. Ces phases d'une sociabilité rendaient le décès familier, avant que n'interviennent la période du deuil et plus tard le travail de mémoire. Les significations de la mort s'atténuent à mesure de son effacement, de sa dissipation, au point de la rendre inconvenante, indécente et de lui refuser une hospitalité, si ce n'est à nos marges.

Le constat nous ramène à quelques évidences. La biomédecine suscite des promesses et des espoirs dont on sait les limites et les paradoxes sans toujours les reconnaître. Dans un contexte de haute technicité qui donne l'impression – forcément trompeuse – d'un pouvoir sans entraves ou de tentatives qui n'échoueraient jamais, l'« impuissance thérapeutique » paraît injuste ou inacceptable. Au-delà des effets d'annonce qui suscitent de fausses certitudes, rares sont en réalité les mises au point qui rappellent les tristes réalités, ce qui ne fait qu'accroître le désenchantement et les désillusions.

Nous découvrons que, en soignant mieux sans toujours guérir, nous posons une multitude de questions sans réponses convaincantes. En acquérant la capacité d'intervenir sur la vie et la survie en des situations limites, nous engageons des responsabilités redoutables. Soumis à des contraintes fortes, confrontés à des situations paradoxales et la plupart du temps en des instants difficiles, voire dramatiques, personnes malades, proches et soignants se retrouvent soudain devant des décisions sans repères évidents.

« Le malade n'a plus la possibilité de guérir, il n'offre plus de joie au thérapeute puisqu'il échappe à ses protocoles et à ses ordonnancements. Il est très souvent douloureux, devient parfois agressif, angoissé et donc angoissant. Il n'est donc plus supportable pour l'équipe médicale, mais aussi pour la famille, pour celui qui le regarde. Il est rejeté de tous. Ne plus le voir, c'est déjà ne plus l'entendre, ne plus écouter sa souffrance. Que faire pour éviter sa présence, son appel ? La réponse est trouvée : le faire dormir, le priver de parole, sans respect à l'égard de sa volonté profonde. Sans avoir posé les questions élémentaires : "Que se passe-t-il ? Pourquoi criez-vous ? Que voudriez-vous ?..." Le non-dialogue représente un mur, un rempart infranchissable derrière lequel le malade, déjà retranché des vivants, est livré à la mort[1]. »

Face aux désastres, aux misères d'une vie altérée par le handicap, la maladie incurable, l'imminence de la mort, nos attitudes ne peuvent cependant admettre l'indifférence, le déni ou le mépris. Justifier la transgression en rendant tolérable le meurtre par exception, le meurtre acceptable faute de vie digne d'être vécue, ne satisfait que ceux qui considèrent que l'excès d'une souffrance humaine condamne, sans autre choix, à la demande de mort. On justifie le plus souvent la transgression par l'excès de souffrance auquel permet de mettre fin un meurtre « par exception », meurtre devenu acceptable faute de vie digne d'être vécue. J'y reviendrai dans le chapitre suivant. La défaillance de la considération et de la

1. Témoignage d'un soignant.

sollicitude est parfois telle qu'elle exacerbe le sentiment d'un abandon sans recours. Il reste alors à la personne malade à en tirer les conséquences. Solitairement et dans la gravité d'un choix difficile. Le meurtre par désespoir serait préférable à l'indifférence assassine.

Une délivrance digne de la vie, digne de ce que nous sommes, y compris au terme de notre existence, ne peut se penser que comme la permission accordée à l'acte d'euthanasie. La fidélité d'un engagement ne saurait justifier un pacte de mort. Émerge parfois, sans qu'on y soit suffisamment attentif, une demande de mort faute d'attention consacrée à la vie.

Tentations du désistement

L'avancée dans la maladie se vit trop souvent comme une approche de la mort, une confrontation insupportable lorsque les présences rassurantes ont déserté. À qui adresser alors les mots du désespoir qui semblent désormais inaudibles ou dépourvus d'importance ? Comme si l'existence avait subitement perdu valeur et consistance, au point de ne plus susciter l'attention bienveillante de ceux qui auparavant s'y étaient consacrés. L'intense sensation d'une disqualification relègue aux confins de l'existence dont l'ultime exigence s'exprime dans la politesse d'une demande d'en finir. Il n'est rien de pire que le silence, insurmontable, insupportable comme l'absence, déjà. Dès lors, en dépit de l'épuisement des mots, dans un fragile murmure, la dernière parole est une supplique qui, on veut encore le croire, sera perçue comme un irrépressible besoin de contact, d'échange, d'humanité.

Dans le contexte des débats relatifs à la fin de vie, il nous faut donc prévenir toute tentation d'esquive ou d'abandon. Ainsi la personne pourrait-elle confier aux soignants, comme ultime fonction, de mettre fin à sa vie pour respecter son libre choix. N'attente-t-on pas à sa liberté et donc à ses droits si l'on refuse sa demande ? Comment justifier ce qui pourrait être considéré comme un excès de soin alors que l'espoir d'amélioration se révèle vain ?

La recherche d'un équilibre visant une juste position apparaît incertaine, précaire, rarement satisfaisante. La présence et l'intervention auprès de la personne en phase évoluée ou terminale d'une maladie s'avèrent dès lors significatives de nos devoirs d'humanité : ne pas accepter les seules circonstances immédiates, convertir l'acte de sollicitude en cet engagement manifeste opposé aux tentations du désistement.

Les circonstances indignes, insupportables et indécentes du vécu de la maladie contraignent parfois la personne – voire ses proches – à l'obsession de s'en délivrer. Cela au prix de ses derniers attachements et même de sa vie. C'est ainsi qu'il nous faut soulever le voile pudiquement tendu pour dissimuler l'autre part de la maladie, celle qui nous concerne à titre personnel et interpelle la société sur le sens d'une responsabilité dont elle ne parvient que difficilement à assumer les défis.

Vivre le parcours de la maladie grave, incertain, escarpé, exposé au cumul de menaces diffuses, peut se révéler à un moment donné inacceptable. Face aux excès et à la démesure d'une confrontation de chaque instant, les pensées et les espoirs auxquels se rattacher se trouvent être pauvres en certitudes.

Un parent est obsédé par tout ce qui entrave sa faculté d'assumer sa responsabilité personnelle à l'égard de sa famille. Il a la sensation oppressante d'être empêché dans sa capacité de la soutenir, alors même que sa maladie le situe dans la posture de celui qui en appelle à l'aide des autres. Le pressentiment de l'échéance ultime tenaille l'esprit et révoque toute perspective. Comment préserver une volonté de vie lorsque les dépendances s'accentuent au point d'être dépossédé du moindre recours ?

La tentation d'en arrêter là, de mettre un terme aux souffrances que l'on ne maîtrise pas et qui sont vécues comme les dernières trahisons du corps, peut inciter, ne serait-ce que par décence, à refuser ce qui apparaîtrait comme de l'obstination.

La personne malade en vient à douter de tout. Les repères s'estompent, les désirs se dissipent. La vie prend la forme d'une lutte à armes inégales contre une évidence qui s'impose, sourde et diffuse. On risque d'y perdre en humanité. La maladie qui saccage au-delà du corps, affecte la totalité de l'être, disqualifie, suscite une vulnérabilité extrême, déshumanise au point que la personne en perd parfois le sentiment d'exister encore.

La révocation du malade ne se limite pas à la perte de l'estime de soi. Il éprouve trop souvent les discriminations sociales, les abus, les disparités dans l'accès aux soins. L'équité est mise à mal au quotidien. De telles circonstances sont vécues comme une véritable condamnation à la mort sociale.

Un effort de solidarité s'impose donc à tous les niveaux de la société, y compris auprès des proches particulièrement exposés dont le rôle décisif n'est pas assez reconnu. Leur fonction, on le sait, s'avère déterminante. Les négliger, c'est, d'une certaine manière, affecter davantage ceux qui en éprouvent l'extrême besoin. J'approfondirai cet aspect de l'accompagnement par la suite.

Reconnaître et préserver la dignité, les droits et donc la citoyenneté lorsque le lien social semble altéré par la maladie relève d'une obligation. Ainsi compris, le principe de justice inspire la justesse de nos choix. Il convient de l'affirmer de manière explicite dans une perspective politique : « La personne malade a droit au respect de sa dignité[1]. »

Être en capacité de vivre sa maladie tient pour beaucoup à la possibilité de se maintenir dans une position sociale reconnue et digne, non dépendante de mesures minimales peu adaptées aux attentes des personnes. Les conditions d'existence dans la maladie, mais également jusqu'au terme de la vie, me semblent davantage relever de la responsabilité et de l'urgence politiques que de l'organisation – pour compenser le renoncement à nos solidarités entre vivants – des dispositifs acceptables d'une mort anticipée.

Le droit de vivre dans la dignité

Le droit de vivre dans la dignité sollicite donc davantage nos responsabilités humaines et sociales que consentir à octroyer la mort au nom d'une conception, pour le moins restrictive, de l'idée de dignité. Pour autant, la parole de la personne accablée par la maladie et confrontée à l'inéluctable, parfois à l'insoutenable violence d'une souffrance radicale, ne saurait nous laisser indifférents. Il nous faut en assumer le défi, lui témoigner une sollicitude, une préoccupation concrète dans la proximité d'une relation vécue comme un engagement. J'y reviendrai par la suite.

N'est-il pas une certaine forme d'indécence, ou alors une profonde mécompréhension, à considérer sans autre forme que légitimer le « don de la mort » ou le meurtre compassionnel constituerait la réponse espérée par celui qui éprouve le sentiment d'un désastre sans recours ?

1. Loi du 4 mars 2002 relative aux droits des malades et à la qualité du système de santé, art. L. 1110-2.

Il ne s'agit en aucun cas d'adopter des postures morales, de clamer les grandes vertus sur le promontoire des idéaux, de lancer des anathèmes, de fustiger les fervents d'une « mort dans la dignité » promue comme le catéchisme du temps présent. J'estime plutôt nécessaire de contribuer à l'exigence d'un débat qui ne saurait se résoudre à déterminer des normes et des règles conformes à ce que serait, en l'occurrence, une « bonne solution », cette « bonne mort » tellement prisée et convoitée de nos jours par ceux qu'elle inquiète tant. Témoigner un véritable souci à la « mort dans la dignité » ne se limite pas à envahir l'espace public de slogans et de résolutions expéditives : ils dénaturent trop souvent la signification des enjeux.

Dans l'intimité du soin, en institution ou au domicile, certains défendent avec humilité et au nom de valeurs démocratiques fortes une conception de la dignité humaine qui rend possible un cheminement jusqu'aux confins de la mort. Leurs positions apparaissent pourtant moins convaincantes que les témoignages pathétiques exhibés à titre de démonstrations, voire de jugements péremptoires que la compassion ne permettrait pas de contester.

Il convient en fait de préserver les conditions mêmes d'une réflexion, voire d'une méditation personnelle, intime, qui n'exonère pas cependant de l'obligation de choix politiques effectivement respectueux, en pratique, des personnes dans leurs convictions profondes, attachements et droits. C'est permettre ainsi – autre expression de la liberté – de se maintenir dans une position de vigilance, de demeurer invulnérable aux tentatives d'une soumission inconditionnelle aux pressions et convoitises d'une idéologie de convenance, à tant d'égards favorable à la prescription médicale de la mort. Qu'en sera-t-il du sens même de notre sollicitude à l'égard de la vulnérabilité humaine, dès lors qu'elle pourrait s'exprimer dans la solidarité du geste de soutien ou de l'acte qui abrège le cours d'une existence ?

3

Intolérable souffrance

« Certains patients nous demandent d'arrêter, n'en pouvant plus. S'agit-il pour eux de nous pousser plus loin dans notre nudité ? "Je vous délivre ma maladie..." La relation de confiance confronte parfois à ces demandes ultimes : "en finir ; y mettre fin". Comment les entendre et soutenir la personne là où elle nous attend ? C'est en quelque sorte comme si le malade interprétait sa dernière pièce. Il donne à savoir jusqu'où tirer sur la ficelle. Il s'agit peut-être de son ultime façon de nous communiquer le sentiment qu'il vit toujours, qu'il peut nous exprimer des revendications, des exigences au nom du sens et de la dignité de son existence... Nous les partageons avec lui. Certains patients nous demandent d'être pour eux des garde-fous, parce qu'ils ne sont plus en capacité d'autonomie. On attend de nous que nous soyons garants de toute enfreinte portée à leur dignité[1]. »

Une souffrance sans issue

« Par son rapport aux malades et aux souffrants, la société se définit elle-même, construit un cadre dans lequel les destins individuels et l'aspiration à l'autonomie doivent s'inscrire. Les débats sur la fin de vie renvoient donc à deux questionnements différents : celui de la dignité, d'abord, qui porte sur le degré de souffrance, de douleur, d'angoisse que l'on peut tolérer pour soi-même ou pour celui qui affronte ses derniers moments ; celui de l'autonomie, ensuite, qui

1. Témoignage de soignant.

renvoie à la liberté de la personne comme sujet, à la maîtrise de sa vie, au moment même où celle-ci semble échapper[1]. » S'attacher à l'apaisement du « souffrant » constitue, de manière certaine, la plus digne approche de la personne en fin de vie. Mais la précaution compassionnelle peut inspirer la tentation de considérer comme ultime prévenance le devoir d'épargner l'autre d'une violence qui lui deviendrait insupportable, au prix de son euthanasie. Y céder sans envisager que la même sollicitude pourrait s'incarner dans le soin et l'attention à cette personne me semble néanmoins peu acceptable ; de même qu'il n'est pas concevable de considérer l'euthanasie comme l'expression d'un principe de précaution appliqué aux réalités de la fin de vie. En effet, préserver la dignité et l'autonomie d'une personne apparaîtrait, pour le moins, comme une exigence discutable et peu convaincante si pour y parvenir la personne devait abréger son existence !

C'est dire que l'attention portée de manière anticipée à la « souffrance globale » de la personne en fin de vie détermine, avant toute autre considération, les conditions mêmes d'une relation encore humaine, sensée et soutenable, justifiant l'espoir qui demeure d'un temps à vivre, encore possible. Effectivement, il ne saurait être admissible de se projeter un instant de plus dans un avenir dénaturé par l'obsession d'une forme d'anéantissement sans bénéficier de la prévenance d'un apaisement, d'une antalgie qui procèdent aussi du sentiment d'exister encore, digne d'une présence aimante, d'un égard, d'une tendresse. Faute de quoi, pour éviter une confrontation insupportable au pire de ce que la maladie peut représenter, la « sédation terminale » – que certains, ajoutant ainsi à la confusion

1. Marisol Touraine, ministre des Affaires sociales et de la Santé, « Discussion de loi visant à renforcer les droits des patients en fin de vie », Assemblée nationale, 25 avril 2013.

sémantique[1], considèrent comme une « sédation euthanasique » – pallierait l'inanité ou l'inconsistance d'un soin maltraitant et d'un abandon incompatible avec un besoin, plus intense que jamais, de fraternité, de reconnaissance et de réconfort.

La composante morale et psychologique de la souffrance peut amplifier le ressenti d'une douleur physique imparfaitement contrôlée, susceptible d'être atténuée par une sollicitude elle-même « globale ». Au-delà des compétences professionnelles, l'ensemble de la société doit s'engager auprès des personnes en fin de vie autrement qu'en considérant que, à elle seule, une législation la rendra quitte de toute responsabilité à son égard. « C'est au moment où ils peuvent douter de leur propre avenir que nous devons assurer une présence de la collectivité auprès d'eux [les malades][2]. » De telle sorte que, paradoxalement, une véritable compréhension de ce que signifie la douleur dans le parcours de la maladie et à ses extrêmes favorise l'expression d'une attention bienveillante qui, au jour le jour, préservera l'ultime liberté de l'instant qui mérite encore d'être vécu. Cette préoccupation me paraît déterminante dans toute approche politiquement recevable des dispositions à mieux adapter encore à l'exigence de dignité. Faute de quoi, c'est évident, le législateur y fonderait la justification d'une antalgie euthanasique.

La souffrance, je l'ai dit, est une expérience personnelle qui ramène à soi et fragilise le rapport à l'autre. On ne peut pour autant renoncer à s'efforcer de penser son

1. Se référer à l'analyse de grande qualité qui apporte d'indispensables clarifications aux approches de la sédation : Jean-Claude Fondras, « La sédation au stade terminal dans le débat français ; analyse et mise au point », *Médecine palliative* (2014), vol. 13, p. 97-103.

2. François Hollande, président de la République, maison Notre-Dame-du-Lac, Rueil-Malmaison, 17 juillet 2012.

interpellation, ne serait-ce que pour mieux comprendre ce qu'une telle confrontation révèle de notre humanité, ou au contraire ce en quoi elle en abolit l'ultime raison d'être et de persister.

Ne plus que souffrir, avec pour seule obsession l'entaille profonde qui accable au-delà du pensable. L'intensité d'une souffrance qui, on le comprend, ne cessera pas incite à solliciter une délivrance qui n'apparaît plus possible que dans la cessation de la vie. La sédation[1] en phase terminale, objet actuel de tant de disputations, peut parfois être considérée comme l'issue préférable lorsqu'il s'avère impossible de contrôler cette perception d'un envahissement qui accule la personne à ne plus être que souffrance ! Ce n'est pas tant la mort qui est attendue que ce qui permet de trouver une échappée, quitte à y perdre la vie.

L'insupportable de la maladie grave ne peut être limité à l'annonce des incertitudes qui ébranlent une existence et semblent rendre plus évidente, voire imminente, l'échéance de la mort. La peur de la solitude, du rejet, de l'incommunicabilité, de la perte de dignité évoquée précédemment, parvient à un niveau extrême lorsque la personne est comme enfermée dans sa souffrance. Le cumul de douleurs, exacerbées au point d'en être indistinctes, ramène à l'insurmontable sentiment de déchéance et précipite la rupture des derniers liens qui rattachent encore à la vie.

1. « La sédation est la recherche, par des moyens médicamenteux, d'une diminution de la vigilance pouvant aller jusqu'à la perte de conscience. Son but est de diminuer ou de faire disparaître la perception d'une situation vécue comme insupportable par le patient, alors que tous les moyens disponibles et adaptés à cette situation ont pu lui être proposés et/ou mis en œuvre sans permettre d'obtenir le soulagement escompté. » « La sédation pour détresse en phase terminale et dans des situations spécifiques et complexes », recommandations, Sfap (Société française d'accompagnement et de soins palliatifs), 2009.

La souffrance diffuse sans que rien l'entrave, au même titre que la vulnérabilité, de telle sorte qu'à tout instant elle menace de mettre en échec ce qui conditionne le rapport à l'autre. Car le cri de celui qui souffre ou son incapacité à formuler le moindre mot renvoient aux témoins passifs, malgré eux, une sensation de violence et de culpabilité susceptible de les inciter, eux aussi, à préférer le renoncement.

Il s'agit là du défi majeur, dès lors que l'on ne peut plus que pratiquer une sédation, c'est-à-dire l'administration d'une dose d'antalgique qui contribue à un apaisement artificiel équivalant parfois à l'ultime démarche d'un soin d'accompagnement jusqu'à la mort.

Les situations dites de dépendance et celles dont n'émerge plus que la souffrance se confondent dès lors qu'elles affectent l'autonomie de la personne. C'est dans ces moments intimes, d'une particulière complexité, que se posent les plus redoutables questions : celles qu'il nous faut pourtant assumer ensemble. Il n'est pas dit que les logiques du renoncement, de l'évitement ou de l'abandon constituent l'attitude responsable, en dernier recours, pour tester ou retrouver l'humanité là où elle s'avère à ce point contestée. Il nous faut donc tenter de mieux cerner ce dont relèvent à la fois le sentiment et la sensation de souffrance, afin de mieux concevoir la position qui s'impose aux côtés de celui qui souffre.

Ce qui ne se supporte plus

« La souffrance se vit comme unique, individuelle, personnelle. Je ne peux pas communiquer à mes proches l'ampleur des souffrances qui me traversent. C'est une douleur supplémentaire. Pourtant, cette maladie rend aussi les autres malheureux. Peut-être à cause de cette impuissance qu'ils éprouvent quelquefois à m'aider. J'aperçois aussi à côté de moi des douleurs multiples, nombreuses, qui viennent s'ajouter à la mienne. Ma douleur n'est pas que la mienne, elle est aussi, malheureusement, un peu celle des autres[1]. »

La personne malade veut qu'on lui épargne l'insupportable. Il est important de comprendre cette revendication comme exigence d'humanité. Rien ne peut faire admettre que respecter l'autre dans sa douleur revient à l'abandonner au désespoir et à la solitude. Au nom de quels principes soutenir aujourd'hui que l'endurance à la douleur consacrerait une vertu, un courage justifiant de laisser la personne souffrante accéder à quelque bienfait promis ? De quelles compromissions sommes-nous responsables lorsque, sans y prêter l'attention qui convient, nos compassions tolèrent la passion sans issue à laquelle l'autre est livré sans recevoir le moindre signe d'une véritable empathie ? Qu'est-ce qui nous retient de résister avec lui en menant un combat opposé pied à pied aux assauts de la douleur, afin de le préserver de ce qui deviendrait insupportable, insurmontable ?

Nous touchons là au plus profond d'une expérience individuelle intime, énigmatique. Bien souvent, dans ce domaine, l'essentiel nous échappe, ce qui limite considérablement nos facultés de concevoir une réponse appropriée et cohérente. Nous sommes ramenés à cette position de présence maintenue, y compris lorsque l'on ne sait pas au juste comment et où se situer afin que persiste une véritable relation.

L'homme souffrant éprouve l'extrême d'une condition humaine qui apparaît incompatible avec toute tentative de surmonter ses excès : il est démuni des capacités qui

1. Témoignage d'une personne malade.

permettraient de survivre à cette forme d'anéantissement. La douleur altère l'existence dans ce qui la rendait encore soutenable, digne d'être assumée. Peut-on pour autant justifier un acte de mort par l'incapacité humaine d'apaiser autrement des souffrances dites réfractaires ?

Le droit de ne pas souffrir

Les circonstances bouleversantes qui éprouvent la personne recluse dans sa souffrance, prostrée dans des attitudes qui la murent, la séparent de nous et semblent stigmatiser notre impuissance à la consoler, provoquent nos consciences au point que nous sommes parfois tentés de laisser libre cours à l'appel d'une mort par compassion.

L'indifférence à la condition de la personne qui souffre caractérise pourtant un état d'esprit inacceptable, désormais incompatible avec de bonnes pratiques soignantes. Le « droit de ne pas souffrir » ne peut se satisfaire de positions incantatoires, si généreuses soient-elles. Il nous oblige au devoir de ne pas laisser souffrir, mais aussi de ne pas faire souffrir. Les soignants doivent comprendre leur action comme profondément attachée au bien de l'autre. Non pas un bien moral, mais un bien concret, un bien-être qui relève d'un bien-faire, d'un bon vouloir non soumis aux tentations de l'arbitraire, du renoncement. La revendication d'être soigné sans souffrir est une révolte contre certaines logiques et mentalités plus soucieuses de technicité et de performances que d'humanité et de disponibilité.

La lutte contre la douleur ne se réduit pas à de pieuses intentions ni à la seule acquisition d'un savoir-faire, si indispensable soit-il. Elle peut nous exposer au plus difficile des conséquences d'une prise de décision. Voilà peut-être posé un des dilemmes éthiques auxquels nous soumet la personne qui souffre. Comment envisager une position indiscutablement fondée, dès lors que les stratégies d'apaisement de la douleur s'avèrent susceptibles d'abréger une existence ? Ne refuse-t-on pas parfois à la personne ses ultimes moments de lucidité, pour ne pas dire de liberté, leur préférant un soulagement antalgique qui anticipe l'instant de sa mort ? Que représente, lorsque la personne est consciente, la négociation d'une sédation dès lors que ses bienfaits sont conditionnés par l'acceptation d'une échéance ainsi déterminée ? Certains la comprennent même comme l'expression atténuée ou dissimulée d'une euthanasie consentie de manière tacite.

Les interrogations s'avèrent tout aussi redoutables pour la personne dans l'incapacité de s'exprimer et qui n'aurait pas rédigé ses directives anticipées. Pour autant que la formulation d'un choix *a priori* soit considérée pertinente en des circonstances si difficiles à se représenter. J'y reviens dans le prochain chapitre. La réflexion collégiale susceptible d'instruire la prise de décision médicale, en conformité avec la loi du 22 avril 2005 relative aux droits des malades et à la fin de vie, devrait permettre d'être attentif au recueil de données significatives des préférences antérieures de la personne. Pour autant que le dispositif soit organisé de manière appropriée, circonstanciée, et recevable de manière consensuelle. Une actualité bouleversante[1] a fait apparaître qu'en pratique cet encadrement juridique présentait parfois des limites.

Penser la douleur, c'est nécessairement réfléchir à ses paroxysmes, face auxquels, démunis, certains envisagent des comportements qui transgressent les règles. Souffrir au-delà du possible, du dicible, c'est avoir le sentiment d'être destitué d'une part de son humanité. La sensibilité

---

1. Procédure judiciaire portant sur la situation de M. Vincent Lambert qui est analysée dans la seconde partie de l'ouvrage.

est ramenée à une sensation insupportable, à ce qu'il n'est plus possible d'assumer. Comment préserver l'humain face à l'inhumanité ?

La personne en souffrance nous sollicite dans notre faculté de lui témoigner, au-delà d'une compassion inconsistante ou au mieux éphémère, les signes vivants d'un attachement, d'une présence prête à surmonter auprès d'elle le pire, à y résister : ce qui la justifie alors à ne pas renoncer.

On l'a compris : une mobilisation de notre société plus solidaire auprès de celui qui souffre, plus soucieuse de le conforter dans son sentiment d'appartenance et dans la valeur de sa présence parmi nous, porte l'exigence éthique et politique à un niveau certainement plus élevé qu'un dispositif législatif et des procédures réglementées. On en sait les écueils.

4

La confusion des sentiments

« Avec la maladie, les personnes se posent les questions qui touchent au sens de l'existence – nous sommes confrontés à des personnes qui se posent des questions alors qu'on ne se les formule pas toujours nous-mêmes. Trouver du sens dans la maladie, c'est être attentif à un ensemble de détails et de circonstances qui pouvaient échapper précédemment : redécouverte des capacités relationnelles, attention portée à l'infiniment petit, vivre l'instant présent, être soucieux de l'attitude des proches et des soignants... Pour certains de nos malades, il s'agit d'aller au-delà de leur incapacité de communiquer. Dès lors, on privilégie le relationnel, le toucher, les sens[1]. »

Un acte de sollicitude vraie

On l'a analysé dans le chapitre précédent, les excès de la souffrance incitent au désistement, à l'échappée au-delà de ce qui ne peut plus se vivre. L'exil contraint de l'existence est alors considéré comme l'ultime promesse d'une libération, justifiant d'y sacrifier les derniers temps d'une vie devenue inconsistante. Il n'est plus rien à en attendre. À quoi bon tenter de se maintenir dans la vie lorsque l'expérience de la relégation arase l'identité et dénature les dernières expressions d'une humanité ?

C'est ce désastre ou ce scandale de l'esprit, du corps et du rapport aux autres que tentent d'éviter dans un acte

1. Témoignage de soignant.

encore personnel ceux qui préfèrent renoncer à la vie avant qu'il ne soit trop tard. Avant que la possibilité du choix ne leur échappe. Insurrection, audace ou défi afin d'éviter la défaite dès lors que le verdict est prononcé et qu'aucune mansuétude ne différera la sentence: elle ne tient plus qu'à une question de temps. Un temps qui enferme, durée sans la moindre ouverture, sans la possibilité d'un répit, d'une sauvegarde ne serait-ce que provisoire qui permettrait encore de prendre du recul.

La supplique adressée, comme ultime recours, au médecin dont on n'attend plus qu'un geste définitif d'apaisement dénonce trop souvent l'insuffisance, l'inanité et l'inconvenance d'un soin condamnant la personne malade à ne plus en attendre que l'acte qui y mettra un terme. Dès lors, comment signifier notre hospitalité à l'autre, attaché au témoignage de notre sollicitude au point d'y trouver les dernières raisons de vivre? Ce n'est pas tant la vie que l'on est tenté de fuir dans la revendication d'une assistance médicale à la mort, ou d'une euthanasie, que ce qui devient invivable. Redoutable logique ou résignation: ne plus attendre alors du médecin que la consolation d'une sédation terminale à laquelle on ne survivra pas. L'ultime égard sera le geste du meurtre concerté. La rencontre doit s'achever ainsi, y compris lorsque le «faire mourir» équivaut à exercer un acte dont on ne se remet en fait jamais.

Le souci accordé à la dignité et plus encore à la qualité de la vie est respectable. Il me semble inspirer une réflexion plus nécessaire et responsable que les controverses inconvenantes et outrancières visant à imposer une position idéologique. Au mépris des personnes sacrifiées, parfois sans qu'elles en décident, au nom d'une cause qui les dépasse. Leur périlleuse recherche d'une forme d'acquittement social par l'obtention d'une évolution législative, qui les exonérerait de la culpabilité d'un acte transgressif, devrait pour le moins inciter à ne pas justifier ou banaliser une pratique accablant à ce point les personnes qui, pour une raison ou une autre, y ont consenti !

En fait, la simplicité retrouvée d'une relation à nouveau possible – au-delà de ce que la maladie a compromis – peut se vivre comme la découverte d'un territoire de liberté qui, bien que restreint, permet encore d'envisager d'autres horizons. La dignité et la liberté convergent lorsque les conditions favorisent l'expression d'une humanité que rien n'entrave, y compris quand la personne consacre ses derniers instants à transmettre son inestimable témoignage à ceux qui seront garants de sa mémoire.

Il convient d'accorder de la considération à ce qui s'éprouve et se dévoile de manière toujours exceptionnelle en fin de vie, dans la réciprocité d'un échange – un passage de témoin. Un, parmi nous, risque de mourir et ce peut être imminent. La séparation est proche, davantage en fait que la mort, ce qui confère tant de valeur et de sérieux aux moments ultimes d'une existence. Ils se partagent comme ce qui est rare. Les circonstances prennent une signification autre, au point de surprendre et de constamment ramener à la singularité d'une trajectoire de vie. L'existence se poursuit jusque dans ses subtilités, dans ses plus infimes recoins, déjouant parfois les évolutions anticipées au point de rendre possible un achèvement que l'on pensait inconcevable.

S'autoriser à vivre encore

Dans ce temps du mourir où se vivent des moments intimes et souvent ultimes, il convient de pouvoir bénéficier des conditions favorables à la rencontre, à l'échange, au partage. La bonne ou juste présence permet une position qui signifie notre attachement, au moment même où l'absence imminente cerne la relation et la menace de toutes parts.

On l'a compris, à proximité ou face à la mort, personne ne détient la vérité. Les certitudes et les savoirs sont défiés au point de verser trop souvent dans la caricature, l'insignifiance ou la démesure, là où seules s'imposeraient la retenue, la pudeur. Simplement, peut-être, une infinie tendresse.

Pour achever dignement son existence, encore faut-il avoir le sentiment de l'avoir pleinement vécue, y compris lorsqu'en phase terminale l'attente de l'instant qui vient peut ne pas être celle de la mort prochaine. Encore convient-il de reconnaître, d'assumer et de rendre effective cette ultime liberté de l'attente, absolument différente de celle de la mort sollicitée et donnée.

Nous ne donnons en fait que rarement la parole à ceux qui font de leur existence, en dépit de ce qui la conteste ou tendrait à la nier, un hymne à la vie. L'expression exemplaire d'un engagement inspiré par des valeurs respectables, plus indispensables que les antiennes assénant comme idéal des temps modernes les vertus de l'autonomie proclamée jusque dans la revendication d'une mort à la demande. Leur place en société est contestée, comme s'ils risquaient de déstabiliser nos fragiles convictions, les exposant aux difficiles questions que nous n'acceptons plus d'affronter. Les solutions radicales, pour ne pas dire finales, de l'euthanasie ou du suicide médicalement assisté apparaissent parfois préférables aux réflexions douloureuses qui exposent aux dilemmes de décisions complexes et en fait sans réponse véritablement satisfaisante. Ces personnes me semblent toutefois plus légitimes à tenir un propos sur la dignité, le respect, nos droits et devoirs en démocratie, que les détenteurs de certitudes (souvent théoriques dans leurs approches et ignorants des circonstances qu'ils prétendent servir), imposées comme des vérités, des dogmes qui ne se discuteraient pas. Ils s'emploient à travestir les faits et à manipuler les opinions au détriment des plus vulnérables, occupant de manière stratégique l'espace public au point de rendre difficile l'expression de toute autre position si aisément tronquée.

Plutôt que d'instrumentaliser le concept de dignité en y trouvant l'argument principal des thèses favorables à une dépénalisation de l'euthanasie, il paraît urgent de mieux comprendre et d'intégrer ces appels à l'aide rarement assimilables à l'assistance au suicide. Pourtant, ils se révèlent chaque jour davantage inaudibles, caricaturés et fustigés par les chantres d'une libéralisation de la mort conçue comme un combat politique. À croire que ce militantisme leur apparaît plus essentiel que l'expression tangible de notre sollicitude sociale à l'égard des personnes espérant d'autres réponses que l'aménagement des conditions de leur fin de vie. Nous ne parvenons plus à reconnaître ou à tolérer ceux qui aspirent à vivre leur maladie ou leur handicap jusqu'au bout, plutôt qu'à en mourir de manière anticipée. Comme si leur volonté se révélait inconvenante, déplacée.

Est-il admissible qu'on puisse s'autoriser à vivre encore, malgré la maladie, en dépit d'une mort plus ou moins prochaine? Le droit à la vie serait-il contestable et contesté, dès lors que prévaudraient des considérations supérieures habilement dissimulées derrière le paravent d'une dignité ravalée à la justification de ce qui pourrait être considéré comme de basses besognes? Soyons-en conscients: nous voilà acculés à assumer dans l'urgence de telles questions, d'autant plus pernicieuses lorsqu'elles sont imposées dans un contexte de fragilité, de dépendance, de précarité, et désormais d'urgence politique.

Dépendances extrêmes

Parce que je n'ignore pas que les dépendances considérées comme extrêmes sont régulièrement évoquées pour justifier une évolution législative qui ne concernerait pas les droits des malades en tant que tels, mais leur fin de vie, je pense utile de développer, dans le prolongement de ce que j'ai fait précédemment, quelques considérations relatives aux maladies neurologiques, tout particulièrement lorsqu'elles occasionnent des syndromes démentiels. Cela d'autant plus qu'il est d'actualité en Belgique de faire évoluer la loi du 28 mai 2002 relative à l'euthanasie afin de tenir compte de la situation spécifique des personnes atteintes de la maladie d'Alzheimer. Il convient de rappeler qu'une extension de cette loi a déjà été votée le 13 février 2014 : elle est désormais applicable aux mineurs.

Reconnaître la personne atteinte d'une maladie neurologique dégénérative en ce qu'elle est et demeure au-delà de la maladie, avec des capacités personnelles, des droits et des préférences qui ne sauraient lui être contestés, constitue en soi une évolution appréciable. Il importe toutefois de permettre aux résolutions de se transposer de manière effective dans les pratiques. Pour viser ces objectifs, consacre-t-on les compétences et les moyens nécessaires à des approches respectueuses de tels enjeux ? Un suivi pertinent, soucieux du bien-être de la personne engage en effet à une concertation exigeante et à une constante disponibilité.

Identifier et comprendre les situations humaines et sociales de vulnérabilité dans le processus de la maladie neurologique – et c'est également le cas de manière plus globale pour les maladies mentales –, anticiper les risques de ruptures afin d'y adapter les dispositifs en tenant compte de l'intérêt direct de la personne, constitue de louables intentions. L'efficience et la cohérence du parcours de soin tiennent à la qualité de l'attention portée à ce que vit la personne au quotidien, et à ce que vivent ses proches, dans le contexte du domicile ou d'institutions. Est-on néanmoins en capacité de tenir nos engagements alors que les circonstances concrètes sont trop souvent révélatrices de carences, de limitations, d'inadaptations et souvent de négligences ?

Anticiper l'évolution d'un processus qui altère progressivement la faculté de discernement de la personne, qui affecte sa mémoire, son identité, ses capacités relationnelles, est désormais considéré comme l'expression ultime du souci témoigné à son autonomie, au respect de son intégrité. Toutefois, selon quels critères incontestables tenir compte de la volonté exprimée à un moment donné, de manière anticipée, à distance du moment présent, d'un refus de traitement, d'une sédation, voire de la sollicitation d'une assistance médicalisée de la mort ? Je reviendrai sur ce point dans le chapitre suivant.

La période, parfois de longue durée, dite de fin de vie des personnes atteintes d'une maladie neurologique dégénérative sollicite nos obligations sociales et les pratiques professionnelles. Les dilemmes sont vifs et nos réponses incertaines, notamment face aux difficultés d'une communication explicite parfois ramenée à l'interprétation subjective d'attitudes ou de réactions. Les controverses portant sur le sens d'une existence continuée en dépit d'une maladie qui affecte l'expression immédiate de la personne et altère progressivement ses facultés cognitives – ce qui relève de son identité – contribuent à rendre davantage vulnérables ceux qui, dès l'annonce de la maladie, aspireraient plus à la sauvegarde de leurs valeurs profondes qu'à des disputations portant sur les conditions de leur mort. Nombre d'arguments s'entrechoquent pour justifier soit un désinvestissement hâtif – au mieux une relégation en institution –, soit alors des logiques d'intervention en fait peu soucieuses d'un projet de soin recevable et cohérent. Entre l'opiniâtreté d'actes dénaturés et la négligence de renoncements, l'expression de la sollicitude et du respect se révèle si difficile à intégrer dans les contextes trop souvent réfractaires à toute exigence d'ordre éthique ! Par quelles approches témoigner jusqu'au bout de son parcours parmi nous, du respect qui s'impose à la personne reconnue dans son histoire, de ses attachements, de ses préférences, des attentes qu'elle aurait pu formaliser avant d'être dans l'incapacité de les faire valoir ? Comment permettre la sauvegarde d'un environnement humain aimant alors qu'il est, lui aussi, durement éprouvé ne serait-ce que par l'expérience du « deuil blanc », du vivant de la personne, et par tant de dilemmes moraux ? C'est dans ces contextes insupportables qu'émerge parfois l'idée d'euthanasie afin qu'il soit mis un terme à l'inhumanité de circonstances qui laissent impuissant.

Nous avons aujourd'hui à favoriser une compréhension de ces circonstances humaines souvent redoutables qui, faute d'une analyse approfondie et d'un effort de discernement rigoureux, risquent de nous inciter à des abandons préjudiciables à la personne, ne serait-ce que du point de vue de sa dignité et de ses droits. Au quotidien, qu'en est-il en pratique des mobilisations de proximité, du souci de maintenir au cœur de notre cité le patient relégué du fait de sa maladie et comme ignoré au regard d'autres urgences ? Il importe de reconnaître la personne dans ses préférences de vie et ses capacités qui demeurent, même partielles, de solliciter son assentiment afin d'éviter l'arbitraire de décisions négligentes, injustes, parfois même intolérables. Son exclusion consentie ajoute au sentiment de précarité et de peur d'une société incertaine des valeurs qui la constituent. Comment envisager à cet égard une pédagogie de la responsabilité partagée ?

5

Anticiper l'impensable

« À travers la relation que l'on établit dans la maladie chronique, on arrive à comprendre, à percevoir ce que la personne attend de nous. La maladie donne du temps et permet à la personne de s'ajuster, si elle le souhaite, et de formuler ses attentes. Nos propositions diffèrent donc d'une personne à l'autre. On pourrait se demander de quelle manière on en arrive à interpréter la demande d'un malade comme sincère, comme exprimant véritablement sa volonté[1]. »

Condamné à décider sans recours possible

Au décours de circonstances humaines douloureuses, les modalités d'application du dispositif légal des directives anticipées[2] sont souvent évoquées. Il en a été question à plusieurs reprises au cours de notre réflexion. Elles sont comprises comme l'expression caractéristique d'une autonomie préservée, y compris dans les situations d'extrême

1. Témoignage de soignant.

2. Code de la santé publique, art. L. 1111-11 : « Toute personne majeure peut rédiger des directives anticipées pour le cas où elle serait un jour hors d'état d'exprimer sa volonté. Ces directives anticipées indiquent les souhaits de la personne relatifs à sa fin de vie concernant les conditions de la limitation ou l'arrêt de traitement. Elles sont révocables à tout moment. À condition qu'elles aient été établies moins de trois ans avant l'état d'inconscience de la personne, le médecin en tient compte pour toute décision d'investigation, d'intervention ou de traitement la concernant. Un décret en Conseil d'État définit les conditions de validité, de confidentialité et de conservation des directives anticipées. »

dépendance et d'incapacité de discernement. Au même titre que la décision par la personne des conditions d'une sédation à sa demande, les directives anticipées opposables imposeraient à l'équipe soignante le respect sans restriction d'une dernière volonté. On l'a évoqué précédemment, des principes certes peu discutables du point de vue des valeurs qu'ils visent à honorer s'avèrent souvent d'une applicabilité incertaine dans le contexte concret des pratiques. S'il me paraît indispensable d'éviter toute forme d'abus ou de négligence, et de privilégier l'anticipation ne serait-ce que de l'évolution de la maladie avec ses impacts et donc les décisions à envisager de manière progressive, estimer que respecter l'autonomie de la personne consisterait, avant toute autre considération, à l'assigner à la rédaction d'un formulaire administratif est bien discutable. En pratique, si les personnes sont rétives à se livrer à l'exercice d'une telle anticipation de leur destinée et redoutent cette confrontation avec les représentations d'un désastre, ce n'est pas, comme on le donne à croire, par manque d'informations ou par absence d'un registre informatisé qui consignerait les directives. À vouloir préconiser des mesures procédurières et des dispositifs qui se veulent routiniers dans un contexte à la fois sensible et douloureux, les peurs et les défiances s'accentuent avec des conséquences préjudiciables pour les plus vulnérables parmi nous. Cela ne peut, du reste, qu'inciter les professionnels à se sentir exonérés de toute autre responsabilité que le strict respect juridique de ce qui est exigé d'eux.

Le dispositif d'annonce détaillé dans la mesure n° 40 du Plan cancer a, pour ce qui le concerne, le mérite de préconiser un processus partenarial dans la transmission et l'échange d'informations favorables à l'autonomisation de la personne malade. Dûment informée, celle-ci s'approprie un savoir utile aux choix qui conditionneront son parcours dans la maladie. Il est regrettable toutefois que, au sujet des directives anticipées, à aucun moment ne soit évoqué pour la rédaction de ce document le besoin de dialogue, ne serait-ce que pour élaborer le projet d'un processus décisionnel concerté. Du reste, de toute évidence, cette concertation ne devrait pas concerner exclusivement les conditions d'aménagement de la phase terminale de l'existence. Il est bien d'autres enjeux à prendre en compte afin de préserver un espace de liberté et de délibération encore insoumis à l'échéance pressentie. Cette exigence de procédures notariales appliquées à des circonstances incertaines, qui par nature défient toute prétention de maîtrise, relève, me semble-t-il, davantage du souci d'éviter le moindre contentieux juridique que de considérations d'ordre éthique. Ne conviendrait-il pas d'envisager une approche qui s'inspirerait par exemple de la pratique, en Suisse, de la planification anticipée des soins ? Nous pourrions même réfléchir à la mise en place d'une consultation dédiée à cette fin : une consultation de concertation décisionnelle. En Suisse, les points de vue spécifiques de la personne malade puis de ses proches s'expriment dans le cadre d'échanges séparés, et si les uns et les autres le souhaitent, ils peuvent par la suite les reprendre et en discuter ensemble.

Les disputations relatives à l'urgence de rédiger, face à l'effroi, nos directives anticipées évoquent pour moi la si juste analyse que fait Jean-Paul Sartre d'une condamnation à la liberté. Condamnation également à la solitude : « Il était seul au milieu d'un monstrueux silence, libre et seul, sans aide et sans excuse, condamné à décider sans recours possible, condamné pour toujours à être libre[1]. »

1. Jean-Paul Sartre, *Les Chemins de la liberté. L'Âge de raison*, Gallimard, Paris, 1945, Folio, 1972 : « Il pensa: "Non, non, ce n'est pas pile ou face. Quoi qu'il arrive, c'est par moi que tout doit arriver." Même s'il se laissait emporter, désemparé, désespéré, même s'il se laissait emporter comme un vieux sac de charbon, il aurait choisi sa perdition : il était libre, libre pour tout, libre de faire la bête ou la machine, libre pour accepter, libre pour refuser, libre pour tergiverser ; épouser, plaquer, traîner des années ce boulet à son pied : il pouvait

J'y reviens, s'il était si évident de souscrire à la rédaction de directives visant à prémunir de tout excès indu, comment expliquer tant de réticences à les formuler ? Car, en pratique, rares sont ceux qui, à la manière d'un testament, envisagent comme allant de soi de confirmer par écrit ce qu'ils exigeraient de l'autre en situation de détresse vitale.

Dans leur intitulé même, les lois du 4 mars 2002 relative aux droits des malades et à la qualité du système de santé, et du 22 avril 2005 relative aux droits des malades et à la fin de vie, témoignent de la reconnaissance de droits favorables à un plus juste respect de la personne dans les circonstances difficiles de décisions complexes[1]. Ces avancées sont tout aussi importantes que la possibilité de s'inscrire, depuis le 3 juillet 1998, sur le Registre national automatisé des refus de prélèvement d'organes.

---

faire ce qu'il voulait, personne n'avait le droit de le conseiller, il n'y aurait pour lui de Bien ni de Mal que s'il les inventait. Autour de lui les choses s'étaient regroupées en rond, elles attendaient sans faire un signe, sans livrer la moindre indication. Il était seul au milieu d'un monstrueux silence, libre et seul, sans aide et sans excuse, condamné à décider sans recours possible, condamné pour toujours à être libre. »

1. Code de la santé publique, art. L1111-4 : « Toute personne prend, avec le professionnel de santé et compte tenu des informations et des préconisations qu'il lui fournit, les décisions concernant sa santé. Le médecin doit respecter la volonté de la personne après l'avoir informée des conséquences de ses choix. Si la volonté de la personne de refuser ou d'interrompre tout traitement met sa vie en danger, le médecin doit tout mettre en œuvre pour la convaincre d'accepter les soins indispensables. [...] Aucun acte médical ni aucun traitement ne peut être pratiqué sans le consentement libre et éclairé de la personne et ce consentement peut être retiré à tout moment. »

Code de la santé publique, art. L. 1111-12 : « Lorsqu'une personne, en phase avancée ou terminale d'une affection grave et incurable, quelle qu'en soit la cause et hors d'état d'exprimer sa volonté, a désigné une personne de confiance en application de l'art. L. 1111-6, l'avis de cette dernière, sauf urgence ou impossibilité, prévaut sur tout autre avis non médical, à l'exclusion des directives anticipées, dans les décisions d'investigation, d'intervention ou de traitement prises par le médecin. »

On observera toutefois que si, à ce jour, près de 50000 personnes ont manifesté leur volonté à cet égard, les refus exprimés par les proches sollicités pour connaître « l'opposition au don d'organes éventuellement exprimée de son vivant par le défunt » sont de l'ordre de 33,7 %. Cet écart interroge sur la difficulté d'appréhender rationnellement des circonstances irreprésentables, voire impensables, et ne saurait s'expliquer seulement par un déficit d'information. L'Agence de la biomédecine (ABM) y consacre en effet une communication qui se veut incitative : « Prendre une minute pour en parler » ! Prétendre, y compris dans le cadre d'une campagne de sensibilisation qui se veut distanciée, voire désinvolte afin de dédramatiser, qu'une minute suffit pour échanger à propos de considérations intimes et si délicates, c'est nier leur complexité et les valeurs engagées dans l'approche d'un tel dilemme. La loi relative aux prélèvements d'organes a été votée le 22 décembre 1976. Près de quarante ans plus tard, la société française n'a pas encore suffisamment intégré les conséquences du concept de « consentement présumé » pour être en mesure d'évoluer dans la banalisation d'une prise de décision anticipée. Faute d'une attention portée aux composantes notamment éthiques, anthropologiques et psychologiques de ces évolutions qui bouleversent nombre de nos repères, leur acceptabilité n'en est que plus difficile.

Les établissements hospitaliers diffusent depuis des années des documents d'information détaillés accessibles également sur de multiples sites : pour autant, la rédaction de directives anticipées ne s'est pas encore imposée au rang des pratiques acquises. À la prise en compte de facteurs d'ordre personnel et culturel pour tenter d'expliquer les réserves et les appréhensions des personnes malades à l'égard d'un tel document, sont préférées, comme dans d'autres contextes politiques, des réponses simplistes et faussement rassurantes dont il faudrait de surcroît admettre l'évidence. Il en est de même, du reste, s'agissant des positions alléguées à propos de l'euthanasie. Elle constituerait l'expression moderne de notre résistance humaniste aux misères d'une condition existentielle destituée de sa dignité à l'approche de la mort. Considérer que quelques mesures impromptues seraient ainsi de nature à nous éviter le « pire » en sauvegardant jusqu'au bout une faculté d'autonomie et une dignité manifestes, c'est méconnaître ce que sont les parcours sinueux, imprévisibles, hasardeux dans la maladie. C'est révoquer *a priori* toute capacité de cheminement intérieur et renoncer à espérer vivre encore ces moments d'inattendu, de créativité et de rencontres véritables qui surprennent même ceux qui n'osaient plus y croire.

Que l'on pense s'exonérer à moindres frais d'une confrontation personnelle à ses vulnérabilités, à la mortalité et aux impondérables de circonstances éprouvantes en anticipant ses choix peut relever d'une expression du souci de soi, voire des autres, parfaitement recevable. Pour autant, cependant, que la conviction soit inébranlable de ne pas être susceptible d'évoluer dans ses résolutions initiales, précisément à l'épreuve d'un vécu dont en fait on ignore tout. Ce futur tant redouté n'est appréhendé que selon des représentations, des interprétations ou des transpositions dont on ne sait au juste ce qu'elles pourraient signifier à titre personnel, en situation. Les conceptions et les résolutions issues d'une confrontation directe, à tant d'égards solitaire, aux défis de la maladie procèdent de vérités intimes rarement conformes à nos idées préconçues.

Concéder sa liberté

C'est à juste titre que nous sommes parfois marqués par quelques faits extrêmes privés ou publics : on accepte difficilement les négligences ou les rigidités qui les ont provoqués. Pour autant, s'en remettre à des dispositifs systématisés là où devrait s'imposer l'exigence d'une délibération prudente et retenue s'avère peu satisfaisant. C'est considérer que nos libertés fondamentales sont, dans le contexte de la maladie grave, de handicaps lourds, voire de détresses humaines insupportables, à ce point menacées qu'il conviendrait de les sauvegarder en recourant à des procédures incontestables. Au prix d'y concéder la liberté d'une certaine insouciance et d'y sacrifier certains droits auxquels il serait désormais inconvenant de prétendre : le droit de ne pas savoir, celui de ne pas avoir à tout anticiper et à décider de tout ; une certaine innocence en quelque sorte peut aussi nous rendre certainement plus combatifs face à l'adversité. Assignés en quelque sorte à cette nouvelle forme d'intrusion dans la sphère privée, il pourrait même nous être reproché demain de n'y avoir pas consenti alors qu'il était encore temps.

Il est bien évident que ces discours de tribune qui, à propos des directives anticipées, sollicitent aujourd'hui avec tant d'aplomb et de suffisance les concepts de liberté, d'autodétermination, de respect, de dignité ou de droit, procèdent de l'obsession d'ordonnancer à l'aune de normes et de règles ce qui par nature échappe à nos pouvoirs. Plutôt que de favoriser une approche circonstanciée, attentive aux aspects sensibles de nos confrontations à la souffrance et à la mort, des arguments inconsistants et des stratégies discutables sont mobilisés pour nous détourner de responsabilités qui concernent autrement, en référence à un tout autre système de valeurs et d'engagements.

Il y a une imposture à dénaturer la relation de soin, celle qui se constitue dans un authentique rapport à l'autre, comme il s'exprime rarement dans la vie sociale. À amplifier les inquiétudes et les méprises, là où de manière naturelle et avec tant de sollicitude chacun s'efforce d'investir son humanité et ses compétences afin d'apaiser les appréhensions et de créer les conditions d'une confiance partagée, d'une solidarité concrète. Ce vécu si singulier dans le parcours de la maladie permet de respecter un projet de soin qui s'élabore et s'ajuste de manière concertée, au rythme de la personne, sans précipitation, y compris dans les phases ultimes lorsque les équipes soignantes s'adaptent, au jour le jour, aux attentes de l'autre jusqu'au terme de l'existence.

Affirmer que la rédaction de directives anticipées permettrait, à elle seule, d'atténuer la difficulté de décider dans les quelques circonstances qui pourraient justifier de les anticiper, c'est tromper l'opinion. Pour autant qu'elle ne s'y refuse pas (et c'est un droit que lui reconnaît la loi), la personne malade est associée de manière constante et progressive à la détermination des options thérapeutiques. Il lui est même possible de refuser tout traitement, ce qui n'exonère pas les soignants du devoir de prodiguer des soins de confort. Les stratégies sont habituellement arbitrées dans le cadre de concertations collégiales (comme en témoignent, par exemple, les réunions de concertation pluridisciplinaire [RCP] avant d'engager tout traitement en cancérologie). Dans nombre de circonstances, du reste, certaines personnes qui initialement avaient souhaité qu'on les protège de toute « escalade thérapeutique » peuvent être amenées à solliciter (au même titre que leurs proches) d'ultimes tentatives, y compris à titre dit compassionnel. Cette position qui peut surprendre est considérée avec respect et abordée dans le cadre d'échanges attentionnés. Il convient de ne pas le dissimuler : « l'obstination déraisonnable » ne résulte pas toujours de la seule volonté du médecin.

Afin de prendre en compte l'intérêt direct des personnes dans l'incapacité d'expression ou de discernement, la « personne de confiance » ou les proches sont associés à l'instruction de la délibération médicale qui peut aboutir à ne pas engager un traitement qui paraîtrait déraisonnable en cas de complication. C'est dire que la valeur et le sens d'une décision relèvent de considérations complexes. Respecter le droit profond d'une personne malade ne consiste certainement pas à s'en remettre au seul respect de procédures formalisées. Il convient de tenir compte, sans restriction, de la volonté d'une personne, pour autant qu'on lui consacre le temps nécessaire à l'appropriation des conséquences effectives de sa décision. Et demeure entièrement posée la situation d'un patient dans l'incapacité d'anticiper un choix ou qui ne l'a pas formulé explicitement.

Il convient de se demander si, dans le contexte présent, les personnes qui sont incitées dans l'urgence à précipiter la rédaction de directives anticipées sont en mesure d'apprécier et de peser la signification même de leurs décisions, voire si elles le souhaitent réellement...

Décider sous contrainte

L'amalgame entre directives anticipées et « droit à l'euthanasie » n'est pas recevable, et l'on comprend parfaitement l'habileté qui consiste à confondre dans un même combat idéologique des considérations sans lien commun. Les directives anticipées s'inscrivent dans la logique du concept de consentement ainsi qu'il est repris dans la loi du 4 mars 2002 : elle concerne de manière générale le droit des personnes malades et non leur fin de vie.

Je ne vois que des avantages à ce que chacun d'entre nous puisse s'engager, selon son système de valeurs, à concevoir de manière autonome et responsable son rapport à la santé. Une démarche inspirée par l'exigence de discernement, et la volonté d'affronter de manière lucide des éventualités redoutées, ne peut que contribuer à favoriser certains processus décisionnels délicats. Mes réticences portent, on l'a compris, sur des stratégies qui se veulent garantes de la solution parfaite, parfois simples reflets d'un unanimisme de circonstance et donc précaire, réfractaires à la complexité des enjeux. Si tant de personnes refusent encore de désigner une « personne de confiance » ou de rédiger leurs directives anticipées, ce n'est pas du fait d'un manque d'accès à l'information ou de leur pusillanimité. Leurs réserves à cet égard procèdent d'autres mobiles que l'on voudrait annihiler au nom d'une conception discutable de la vertu ou de l'audace de tout révéler de soi. Ou plutôt du refus de se soumettre à un devoir de transparence poussé jusqu'à l'extrémité d'avoir à se prononcer sur des aspects à ce point incertains qu'on ne sait au juste sur la base de quel savoir ou de quelle sagesse trancher de manière pertinente à leur propos. Pour autant que l'on n'éprouve pas comme une insoutenable violence d'être ainsi contraint, directement ou indirectement, à se confronter aux représentations de l'altération physique, de la dépendance et de la mort, cela, clame-t-on, à titre de précaution et pour notre bien...

On le constate, il conviendrait d'accorder plus d'attention aux véritables enjeux de la rédaction de directives anticipées, au risque d'être surpris par certains aspects peu évoqués à leur propos. Ne serait-ce que l'injustice évidente éprouvée du fait de l'incitation à rédiger des directives anticipées dans des contextes socioculturels qui exposent de manière différenciée aux conséquences de ses choix. Certaines vulnérabilités, qui tiennent par exemple à la solitude ou au sentiment d'abandon, sont de nature à influencer certaines décisions anticipées prises ainsi de manière contrainte et faute de choix.

Si l'exigence de procédures, ne serait-ce que d'ordre juridique, assigne demain à tenir compte du caractère opposable des directives anticipées, refusera-t-on l'accès à un établissement à la personne dans l'incapacité de formaliser ses volontés au regard de sa fin de vie? Ce serait déjà le cas pour certains établissements d'hébergement pour personnes âgées dépendantes. Renoncera-t-on à la réanimation d'une personne à la suite d'une tentative de suicide qui aurait consigné ses directives anticipées d'opposition à toute prise en charge médicale? N'y aura-t-il pas matière à contentieux, voire conflits d'intérêts, lorsqu'une personne affectée dans ses capacités cognitives aura demandé expressément qu'on mobilise toutes les ressources disponibles, y compris lorsqu'elles s'avéreraient peu efficientes et d'un coût démesuré, afin de la maintenir en vie le plus longtemps possible? Les proches eux-mêmes pourront éprouver comme bouleversantes certaines directives anticipées difficiles à admettre pour eux.

C'est dire que si de toute évidence, dans son esprit, la possible formulation de directives anticipées constitue une avancée peu contestable en termes de relation de soin et de démocratie sanitaire, on ne peut pour autant se satisfaire des propos incantatoires et volontairement réducteurs qui en travestissent la signification, en les assimilant au combat mené en vue d'une légalisation de l'euthanasie. La concertation nationale sur la fin de vie mérite mieux que des mobilisations compassionnelles qui, au motif d'honorer des questions essentielles, nous détournent d'enjeux humains et sociaux qu'il convient de ne pas ramener à des disputations insatisfaisantes ou à des slogans. Si les directives anticipées, rédigées sans contrainte et dans le cadre d'une concertation adaptée, devaient s'avérer contraignantes dans les circonstances de la fin de vie, au même titre que le serait un droit opposable (ce qui n'est pas le cas actuellement), la loi du

22 avril 2005 relative aux droits des malades et à la fin de vie proposerait à cet égard le cadre adapté au respect de la personne dans un souci de dignité. Cela nécessite toutefois que soit préconisé un processus concerté d'élaboration de telles directives et que leur mise en œuvre puisse relever d'un arbitrage rigoureux. Encore conviendrait-il également qu'elles soient de la même manière reconnues lorsqu'elles se font l'expression de ceux qui aspirent à une vie digne, y compris avant que n'advienne le terme de leur existence. Ces personnes comprennent difficilement que la société accorde tant de considération aux modalités d'exercice de la décision au terme de l'existence, alors qu'il serait tout aussi précieux de consacrer un même investissement à l'attention portée au quotidien des personnes malades ou handicapées : elles aspirent à vivre au sein d'une société à laquelle pouvoir accorder leur confiance. Y compris pour des choix si délicats que l'on ne souhaite que rarement assumer seul.

6

Ceux qui ne désertent pas

« Il convient de comprendre ce que signifie vivre l'instant, l'apprécier en se mettant à la juste disposition de la personne malade. Pour évoluer, il faut savoir perdre[1]. »

La valeur du moment partagé

Dans *Le Choix de Michèle*[2], ce remarquable documentaire que Francis Grosjean consacre aux derniers temps de vie de sa sœur, Michèle évoque ses relations avec la communauté soignante qui est en quelque sorte devenue une famille. Cette sociologue spécialiste des réalités du soin ne considère pas incompatible l'affirmation de son autonomie décisionnelle – à tous les moments dans le parcours de sa maladie, de ses choix, jusque dans les plus infimes aspects de son existence – avec la relation confiante et de proximité qu'elle développe auprès des personnes qui la soignent. Chacun sait respecter l'autre et se maintenir dans une position qui évite les équivoques, dans cette juste présence que caractérise une attention vraie, retenue et discrète. Son médecin à l'hôpital témoigne du profond dilemme auquel l'a exposée le refus exprimé par Michèle d'aller plus avant dans une option thérapeutique. Les regards et les silences en disent long sur ce qui

1. Témoignage de soignant.
2. Francis Grosjean, *Le Choix de Michèle*, Éditions Montparnasse, 2013.

se noue de si particulier, de si étrange dans la relation de soin lorsque l'impuissance de guérir dépouille les uns et les autres de tout faux-semblant. Il nous faut avoir ainsi le courage de franchir le mur des apparences et d'examiner dans quelle mesure nos convictions résisteraient effectivement à l'épreuve des faits.

En échangeant avec des personnes confrontées à la fin de vie, j'ai souvent le sentiment qu'elles ne se reconnaissent pas dans ce qui est dit et commenté à propos de ce qui les éprouve. Leur quotidien a la gravité et la simplicité de ce qui nous est restitué dans le bouleversant témoignage de Michèle. En dépit d'une mort que l'on sait prochaine, parfois lancinante et obsédante du fait des douleurs qui en rappellent l'imminence et des effets secondaires des traitements antalgiques, le cours de la vie se poursuit, évident et somme toute ordinaire. Mais ce qui impressionne surtout, c'est l'expression amicale et chaleureuse de présences bienveillantes qui témoignent de la valeur du moment partagé : il apparaît d'autant plus fort et intense qu'on en sait la précarité. L'exigence de vérité qui confère une telle signification aux ultimes rencontres ne permet pas les paroles convenues, les postures dilatoires, les résolutions inconsistantes. Nous sommes loin des bruits et de ces débats sociétaux qui prétendent en finir avec la mort, même si y parvenir consisterait à renoncer à la vie avant l'heure.

Michèle évoque l'éventualité d'une euthanasie alors qu'elle a décidé d'être assistée par une équipe mobile de soins palliatifs. Peut-on se soustraire de cette pensée lorsque la douleur prend le dessus et accable au point de préférer en finir ? Elle considère toutefois inacceptable la décision administrative qui autoriserait la mort donnée. Sa réflexion m'impressionne à la fois par son intelligence du réel et la fragilité humaine qu'elle assume mais aussi qu'elle surmonte, je pense, par fidélité à la signification de ses engagements antérieurs. Ils lui demeurent essentiels, constitutifs de ce qu'elle est pour vivre ce dernier combat. Un combat mené en société, auprès et avec les siens, je veux dire ceux qui se considèrent proches en humanité de la personne qui bientôt sera absente de notre monde.

C'est pourquoi je souhaite conclure cette première partie du livre non pas sur des considérations générales, mais par cet hommage rendu à ceux qui ne désertent pas : les personnes malades, leurs familiers, les professionnels et les membres d'associations à leurs côtés. Ils nous permettent de saisir ce qu'il en est de la valeur à la fois d'une solidarité et d'une proximité, d'une fraternité humaine. En dépit des difficultés redoutables qui les laissent si souvent démunis et insatisfaits, ils ne sauraient pas comprendre une décision politique qui serait interprétée, au regard de nos devoirs d'humanité, comme une forme de renoncement.

François Hollande a su reconnaître le sens profond d'un engagement qu'il ne faudrait pas compromettre : « Car la question que vous vous posez chaque jour qui passe, c'est comment offrir encore une vie digne à chacun ? Comment vivre jusqu'au bout ? En donnant à chaque instant un sens, à chaque jour une valeur, à chaque échange un contenu, à chaque geste une chaleur. Et en définitive à chaque personne une identité. Comment vivre dignement jusqu'au bout ? Comment assurer la fin de son existence ? Voilà des questions qui vous habitent et qui sont aussi posées à l'ensemble des responsables publics[1]. »

En fait, négliger les proches d'une personne malade dans ce qui les éprouve souvent dans leur quotidien, sans bénéficier d'une sollicitude attendue, s'avère aussi peu acceptable que de justifier l'anticipation d'une mort au

1. François Hollande, président de la République, maison Notre-Dame-du-Lac, Rueil-Malmaison, 17 juillet 2012.

motif de leur épargner l'insupportable. La considération accordée aux proches, elle aussi, mérite mieux.

Craindre l'abandon, la désertion des siens, constitue l'un des aspects parmi les plus redoutés dans la maladie. À qui s'en remettre, quels recours solliciter pour faire face lorsque les repères s'obscurcissent, comment éviter les impasses et surmonter les obstacles ? Dans ces moments qui accentuent les peurs et les doutes, où puiser en réconfort, en volonté de maintenir sa combativité, si ce n'est auprès de ceux qui nous importent et qui réciproquement tiennent à nous ? Ne détiennent-ils pas cette intelligence des gestes, cette subtilité de l'attention vraie qui permettent de devancer l'attente que l'autre, éprouvé par la maladie, ne parvient plus même à formuler ? À qui d'autre s'en remettre sans douter de la loyauté et de la pertinence de ses conseils ?

L'équipe soignante sollicite l'opinion, le jugement des proches pour décider dans l'intérêt d'une personne incapable de formuler ses choix, d'affirmer ses préférences, de faire valoir ses attentes et ses droits de manière provisoire ou alors définitive. Qui serait mieux placé pour la représenter et sauvegarder l'exigence de respect qui parfois s'atténue dans les méandres et les difficultés d'un soin au long cours ? L'exercice d'une telle délégation de responsabilité s'avère toutefois si peu évident à assumer, y compris pour la « personne de confiance », que le législateur propose de la désigner dans la loi du 4 mars 2002 relative aux droits des malades et à la qualité du système de santé. Nous en avons traité dans le chapitre précédent. Dilemme d'avoir à s'exprimer au nom de l'autre, de représenter son point de vue lorsqu'une prise de décision collégiale s'impose en situation d'urgence.

Le proche doit être à la fois en mesure de trouver sa propre place et de se situer à l'égard de la personne malade dans une position de fidélité qui soit tenable. Vivre la maladie auprès de l'autre ne saurait signifier vivre la maladie de l'autre. Trop de conjoints se consument dans cette servitude de chaque instant qu'ils s'estiment contraints d'assumer.

Le proche a la possibilité de vivre cette étrange proximité avec la maladie de l'autre, pour autant que son intervention s'inscrive dans la complémentarité d'autres expressions de soutien et de solidarité. De manière trop habituelle, il est davantage question *du* ou *d'un* proche (par exemple, le conjoint, le fils, la fille) que *des* proches, c'est-à-dire d'un environnement de sollicitude pluriel susceptible de favoriser un partage des rôles et des compétences dans le contexte d'une relation d'aide. L'irruption d'une maladie grave peut avoir pour effet d'atomiser le tissu relationnel, de le distendre, de le réduire à un espace congru. Peut-on être véritablement proche d'une personne malade lorsque la solitude d'un huis clos enferme l'un et l'autre, soumet l'un à l'autre, compromet d'emblée la nature d'une relation tenable dans le temps ? Comment préserver une idée de la liberté et l'exigence de dignité dans le lien à l'autre si les choix s'avèrent contraints, voire contradictoires avec la volonté profonde des personnes ?

Faute d'une réflexion et de dispositifs appropriés, l'entourage a plutôt tendance à se disséminer, à se rétracter, à se déliter au cours des semaines et des mois de maladie, à en perdre parfois toute consistance. C'est probablement ce qu'éprouve le plus douloureusement la personne malade, ce sentiment de perte progressive de toute existence sociale, de solitude sans issue.

Une relation indemne de la maladie

De quelle manière penser l'entourage afin qu'il puisse, lui aussi, exister en dépit des contraintes auxquelles soumet l'état de maladie ? Réciproquement, de quelle manière protéger la personne malade d'abus, d'emprises qui accentueraient son sentiment de dépendance et de vulnérabilité, y compris à l'égard de ses proches ?

L'entourage ne peut être protecteur que pour autant qu'il soit lui-même protégé, accompagné, soutenu et reconnu dans des besoins et des droits parfois distincts de ceux de la personne malade. Il conditionne en quelque sorte le devenir du patient, favorisant l'échappée, ne serait-ce que provisoire, dans un espace d'intimité préservé. Ce que la personne malade attend de ses intimes, c'est peut-être que se poursuive une relation indemne de la maladie.

Au cours des différentes phases que constituent l'annonce, les prises de décision, les traitements et le suivi de la personne jusqu'au terme de sa maladie, les proches sont investis d'une fonction de référent. Leur regard doit porter au-delà de la maladie, car il convient de maintenir une capacité de distanciation. Comment, en pratique, témoigner une pleine conscience de ce que vit l'autre sans donner pour autant le sentiment d'être totalement affecté par ce qui l'éprouve ? Le proche, que l'on désigne parfois comme l'aidant, doit être reconnu autrement que dans l'assujettissement aux fonctions qui, dans un contexte et pour un temps donnés, paraît lui incomber. C'est là où semble importante la mise en place de stratégies d'assistance dans le cadre de réseaux, afin de tenir dans la durée et de répondre à des demandes qui évoluent au jour le jour.

Penser les conditions mêmes de la relation, ce qui la limite ou la délimite, permet d'adopter une position qui évite la fusion ou la confusion, en fait une emprise trop forte. Il est rarement possible d'accepter d'emblée que la maladie puisse séparer davantage qu'elle ne rapprocherait. Alors que la personne malade attend et parfois exige qu'on atteste d'un engagement sans restriction à son égard, il lui faut malgré tout admettre que ce qu'elle vit l'isole, et plus encore la transforme. Ses proches la découvrent différente de ce qu'ils connaissaient d'elle, de telle sorte que la relation s'altère, en rupture avec ce qu'elle avait été ou tenté d'être jusqu'alors. C'est particulièrement le cas s'agissant d'affections neurologiques évolutives. La personne malade éprouve douloureusement, elle aussi, la modification du regard et des attitudes.

Le proche trouve difficilement sa place et ses marques dans les moments difficiles et chaotiques de la maladie grave s'il ne peut réajuster son positionnement de manière régulière, bénéficiant de soutiens, d'ouvertures qui le renforcent dans son engagement et lui permettent de préserver un horizon d'espoir.

La demande de la personne malade apparaît d'autant plus exigeante que les circonstances s'avèrent complexes et pauvres en assurances. Lorsque, face à l'inéluctable, le proche n'est plus reconnu comme celui qui protège et soutient, est-il en mesure de maintenir sa présence ? N'a-t-il pas le sentiment d'une imposture qui inciterait à renoncer, alors qu'il est pourtant le dernier en capacité de sauvegarder encore un minimum de cohérence, ne serait-ce qu'en témoignant sa fidélité ? Lorsque l'échec et l'inéluctable sont perçus comme l'ultime vérité, dans le regard de « l'être cher », comment surmonter l'effroi et croire encore possible de déjouer les évidences ? Il importe qu'une relation de qualité demeure présente. Ainsi peuvent se partager les sentiments et les émotions, se transmettre les confidences comme autant d'expressions de vie et, lorsque l'espoir s'atténue, de traces ultimes.

Des aidants témoignent assez souvent du sentiment de n'avoir pas été assez loin dans leur présence, dans leur engagement. Des limites s'imposent afin de ne pas être proche sans condition, de manière absolue, au risque de confondre sa vie avec celle de l'autre. Il convient de poser des restrictions afin que l'entourage ne succombe pas, tant les circonstances parviennent à menacer son intégrité et parfois son existence même, ses possibilités de survivre à une perte si difficile à anticiper et plus tard à surmonter.

En fait, la maladie destitue trop souvent la personne malade et ses proches d'une position sociale attachée à une reconnaissance explicite et à des droits intangibles. L'entourage tente de gravir, souvent avec difficulté, le versant d'une montagne dont l'ascension le sépare de la communauté, tant l'être cher sollicite de sa part une implication de chaque instant et l'incite à relativiser toute autre préoccupation estimée secondaire ou moins importante que la cause qui prime alors. Penser les positions du proche dans la maladie, c'est admettre de reconsidérer nos responsabilités à l'égard de la personne malade en des termes de solidarités pratiques, et donc de volonté politique. On ne peut être aidant de manière solitaire, entourer sans être soi-même entouré. Il n'est pas concevable de délaisser le proche à distance, pour un temps donné, des relais sociaux qu'il faut au contraire mobiliser à ses côtés afin de rendre possible son investissement sans y perdre une raison de vivre indispensable à son propre devenir. Dans nombre de situations aiguës, le conjoint d'un grand malade ne survit pas à sa perte, et parfois même meurt avant lui !

Sommes-nous aujourd'hui en capacité à la fois d'entourer et d'être proches ? Une telle question incite à penser la dimension politique de la maladie mais aussi la relation personnelle et collective que l'on se doit de construire auprès de ceux qui espèrent une présence vraie à leurs côtés, ce témoignage d'une fidélité. Rien à voir, c'est évident, avec la théorie d'une assistance médicalisée de la fin de vie.

Réinvestir un soin compris dans la continuité d'un parcours qui unit plus qu'on ne le pense une personne, ses proches et une équipe de soignants, c'est le penser comme un engagement. Il trouve des formes d'expression insoupçonnées lorsqu'il consiste à s'ouvrir à l'autre dans son attente et parfois même ses espérances les plus personnelles, sans jugement ou préjugé, respectueusement, à la place qu'il nous accorde à ses côtés. La dignité consiste à être à la hauteur d'une confiance vécue comme l'exercice d'une responsabilité inconciliable avec le moindre soupçon de renoncement ou de trahison.

C'est une certaine conception éthique de l'hospitalité, de la consolation et de la dignité que défendent dans la continuité de l'engagement ceux qui ainsi ne désertent pas. Ils interviennent dans les phases cruciales où peuvent se témoigner la dignité et la respectabilité d'un soin voué à la personne malade, à sa demande et son attente.

Soins de l'accompagnement, en ce qu'ils manifestent une présence, une proximité, une sensibilité et une compréhension: un engagement personnel dans la réciprocité d'un échange, d'une mise en commun. Ainsi apparaît la vérité de cette alliance, de ce lien qui évite d'anticiper la rupture en préservant la cohérence, la cohésion et l'unité: un lien qui nous tient et nous retient. Au sens fort, il oblige, dès lors que nous avons le sentiment de ne pas pouvoir nous désister. Personne d'autre ne pourra accomplir ce à quoi nous consentons.

SECONDE PARTIE

« PEUT-ON ALLER PLUS LOIN ? »

Concertation nationale sur la fin de vie

CARNET DE ROUTE – JUIN 2012/JUIN 2014

« Peu de gens comprennent qu'il y a un refus qui n'a rien à voir avec le renoncement. »

Albert Camus, *Le Mythe de Sisyphe. Essai sur l'absurde*, Gallimard, Paris, 1942

De juin 2012 à juin 2014, nombre d'articles que j'ai publiés dans le Huffington Post *ont été consacrés aux différents temps forts de la concertation nationale sur la fin de vie. En fait, j'ai souhaité suivre les épisodes d'un processus annoncé durant la campagne électorale et initié par François Hollande le 17 juillet 2012. Certaines circonstances judiciaires ont suscité des développements inattendus, des rebondissements, dans un contexte médiatique qui semble avoir accentué le sentiment qu'il y avait urgence à envisager des avancées législatives significatives. Le 20 juin 2014, Manuel Valls, Premier ministre, a confié à deux parlementaires*[1] *une mission qui devrait aboutir à une proposition de loi dont on connaîtra sans doute la teneur en fin d'année 2014.*

Pour compléter et en quelque sorte actualiser les approches proposées dans la première partie du livre, je reprends donc ces textes rédigés dans l'instant. Ils permettent de retrouver le fil d'une trajectoire faite de moments et de circonstances que l'on oublie parfois. Mais également de restituer une ambiance, d'exprimer des points de vue, d'ajouter en fait de la profondeur, des sensations et des sentiments à des réflexions qui pourraient apparaître trop distanciées, voire trop théoriques. Il leur faut, je

1. Alain Claeys et Jean Leonetti.

le pense, pour être comprises et, peut-être, partagées, ce vagabondage journalistique de la pensée qui me semble compléter les considérations développées précédemment.

1

Assistance médicalisée pour terminer sa vie dans la dignité

28 juin 2012

Jeudi 28 juin 2012 a débuté au Conseil de l'Europe à Strasbourg le congrès de la Société française d'accompagnement et de soins palliatifs (Sfap). Cette rencontre réunissait près de 2 600 professionnels de santé et membres d'associations dans un contexte cette année particulier. Il y a été effectivement beaucoup question de l'évolution législative présentée dans la proposition 21 de François Hollande : sans mentionner explicitement le terme « euthanasie », elle en appelle à sa dépénalisation contrôlée.

Là où la sollicitude prend sa plus haute signification

Les évolutions évoquées par des responsables politiques pour les prochains mois doivent inciter le mouvement français des soins palliatifs à reprendre une réflexion nécessaire portant sur ses valeurs, ses engagements et ses pratiques. François Hollande a en effet souhaité affirmer, dans la proposition 21 de son programme électoral, « que toute personne majeure en phase avancée ou terminale d'une maladie incurable, provoquant une souffrance physique ou psychique insupportable, et qui ne peut être apaisée, puisse demander, dans des conditions précises et strictes, à bénéficier d'une assistance médicalisée pour terminer sa vie dans la dignité». Les réactions assez contrastées suscitées par cette position ont eu essentiellement pour objet la légalisation annoncée de l'euthanasie (sous forme d'injection létale), alors qu'il aurait été tout aussi important de considérer comme une véritable opportunité ce besoin, contraint par les circonstances, de repenser aujourd'hui les conceptions auxquelles renvoie «une assistance médicalisée pour terminer sa vie dans la dignité». La valeur du soin prodigué à une personne atteinte d'une maladie incurable ou en fin de vie est sans aucun doute moins reconnue que le souci d'envisager avec la rigueur et la minutie d'un protocole les conditions de son euthanasie. Parce que les actes de soin apportés à la personne malade sont éphémères et disparaissent dans le quotidien, appelant un perpétuel recommencement, on a tendance à leur préférer l'apparente robustesse de résolutions et de procédures.

Ce dont témoignent ainsi avec tant de respect et de justesse les intervenants professionnels ou bénévoles engagés dans une solidarité sans faille, là même où la sollicitude prend sa plus haute signification, paraît moins recevable, moins audible que les appels pressants à une libéralisation de l'assistance médicalisée à la mort. Un tel constat ne peut qu'inciter le mouvement français des soins palliatifs à se préparer aux concertations qui s'imposent désormais au sein de la société avant toute évolution législative. Dans les années 1980, ses pionniers ont su inventer la position juste entre des extrêmes: l'abandon, l'acharnement ou alors la pose du cocktail lytique (euthanasie médicalisée). Réhabiliter ainsi les valeurs du soin dans le contexte des mutations biomédicales n'a toutefois été possible qu'en y consacrant sur le terrain des efforts parfois préjudiciables à la valorisation sociale d'enjeux alors trop restreints à la sphère de compétence des professionnels de santé. Dans le contexte présent, il ne s'agit pas tant d'envisager, comme certains s'y préparent, les adaptations des « droits des malades en fin de vie » à une extension aux pratiques d'euthanasie que de faire apparaître au cœur du débat démocratique, appelé de nos vœux, ce que signifient pour la société les valeurs promues et défendues au service de la personne malade et vulnérable au terme de son existence. L'idée que l'« assistance médicalisée pour terminer sa vie dans la dignité » soit assimilable sans autre forme à l'euthanasie et constitue une alternative aux soins palliatifs interpelle profondément. Comme si cette démarche soignante avait échoué dans son projet, n'étant pas parvenue à faire reconnaître la pertinence et la légitimité des quelques convictions acquises à l'épreuve de l'humain.

« Dix ans d'euthanasie : un heureux anniversaire ? »

Le 13 juin 2012, un collectif de professionnels de santé belges rendait public un manifeste impressionnant : « Dix ans d'euthanasie : un heureux anniversaire[1] ? » Le réquisitoire est implacable par l'analyse qu'il propose des dérives graves constatées et du renoncement progressif aux « critères de minutie » qui devaient pourtant encadrer de manière stricte cette pratique considérée comme une exception. Dès lors qu'il y a légalisation (en Europe, c'est aussi le cas aux Pays-Bas et au Luxembourg), quelles que soient les procédures mises en place pour contrôler et évaluer la conformité de la décision en fonction de la loi, les pratiques se banalisent. C'est du reste, convenons-en, l'objectif visé[2].

1. http://www.lalibre.be/debats/opinions/article/743333/dix-ans-d-euthanasie-un-heureux-anniversaire.html

2. Il est intéressant d'analyser de ce point de vue la proposition de loi 5-179/1 modifiant la loi du 28 mai 2002 relative à l'euthanasie en ce qui concerne les mineurs âgés de 15 ans ou plus, déposée devant le Sénat le

Je me garderai bien d'intervenir d'un point de vue éthique: la bataille est perdue puisqu'elle nous condamne à des postures idéologiques, sans la moindre capacité de parvenir à évoquer la complexité de circonstances toujours singulières. Il convient encore de le rappeler: la question devrait davantage relever d'une exigence politique que d'enjeux politiciens opportunistes. Ils mettent en jeu rien de moins que la vie démocratique et nos responsabilités à l'égard des personnes vulnérables dans la maladie. Comment situer nos obligations auprès d'une personne atteinte d'une maladie chronique, d'une maladie incurable ou d'un handicap qui entrave sa qualité de vie? Est-ce plutôt dans la formulation d'une réponse qui validerait la position selon laquelle, dans certaines circonstances, l'assistance médicalisée à la mort apparaîtrait comme la solution préférable? Dans ce cas, l'acte de solidarité procéderait du geste médicalisé d'euthanasie, et il conviendrait d'octroyer aux professionnels de santé un droit et un pouvoir qui suscitent nombre de problèmes déontologiques, voire d'ordre pratique. Ou se doit-on plutôt d'être soucieux d'une approche qui touche aux engagements effectifs de notre société aux côtés de personnes qui aspirent avant toute autre considération à une dignité d'existence en termes de soutiens effectifs, d'assistance au quotidien, d'insertion dans la vie de la cité, d'accès à la continuité de soins de qualité?

---

23 septembre 2010. La loi a été adoptée le 13 février 2014. Extrait de la position d'un parlementaire qui défendait cette évolution législative: «Nous pensons depuis toujours que les lois éthiques sont des lois biodégradables! Notre société évolue et la réflexion doit donc évoluer aussi.» Le dispositif ouvre désormais l'euthanasie aux mineurs âgés de 15 ans dont le décès interviendrait manifestement à brève échéance, à la condition qu'ils soient conscients et aient la capacité de discernement. Les parents doivent être informés mais ne peuvent pas prendre part à la décision. «La décision finale revient au jeune, encadré comme il convient, pour la prendre en toute connaissance de cause. Un jeune de 15 ans et plus est, selon nous, capable de décider seul de sa conception de la dignité.»

Promesse électorale

L'humilité et la prudence me demandent cependant de concéder que, dans certains contextes exceptionnels et extrêmes, la revendication d'une mort anticipée pourrait justifier des approches spécifiques : elles ne sauraient relever pour autant d'une législation générale. Je maintiens toutefois que, dans nombre de circonstances, ce sont les sentiments d'indignité, de mépris, de rejet, d'inutilité, pour ne pas dire de « mort sociale », éprouvés par la personne malade qui l'incitent – expression ultime d'une conception éthique de son existence – à revendiquer le droit à l'euthanasie. Bien que rare, la demande d'euthanasie intervient par défaut, lorsque les réponses espérées s'avèrent déficientes au sein de l'environnement immédiat de la personne et dans le cadre du soin. C'est pourquoi il ne me semble pas que ce soit en termes de solutions routinières, de directives et de protocoles, fussent-ils strictement encadrés, que ces réalités humaines et sociales doivent être abordées. Elles justifient une approche au cas par cas, désormais peu conciliable avec une prise en charge parcellisée du soin de la personne dans un contexte où les critères gestionnaires impactent défavorablement sur la disponibilité des professionnels et même, trop souvent, sur certaines prises de décision.

Chaque fin de vie relève d'une histoire personnelle et devrait donc être considérée dans son caractère exceptionnel. C'est pourquoi je suis sensible à ce que la société puisse témoigner à cet égard de solidarités pratiques exemplaires, sans conférer pour autant à des médecins – quels que puissent être les encadrements juridiques – cette faculté légalisée de pratiquer un acte d'euthanasie dont on connaît la signification. Ma position actuelle est favorable à une concertation publique menée sous l'égide d'une instance reconnue dans son attachement aux valeurs de notre démocratie, puisqu'il s'agit de considérer désormais que ces questions sensibles relèvent du débat de société et qu'il y aurait nécessité évidente à en délibérer collectivement. À cet égard, j'estime que l'avis n° 63 du Comité consultatif national d'éthique « Fin de vie, arrêt de vie, euthanasie[1] » constitue une précieuse référence dans le cadre de la réflexion que j'espère dans les tout prochains mois.

Ce n'est pas tant la mort de la personne qui doit mobiliser l'attention de nos politiques aujourd'hui que les conditions d'exercice d'un soin digne, compétent et responsable jusqu'au terme d'une existence. Il convient d'appréhender la fin de vie autrement que dans la phase terminale, comme un parcours de vie encore possible. J'ai bien conscience toutefois du caractère relatif de mon propos lorsque l'on aborde des questions à la fois délicates et personnelles, soumises aujourd'hui au registre des engagements électoraux à tenir en termes de choix dits de société. Il n'est pas certain que ce qui nous est présenté comme une avancée dans notre vie démocratique s'avère pertinent à l'épreuve d'un contexte complexe et délicat. À en juger ne serait-ce que par l'expérience belge telle que l'analysent avec dix années de recul des professionnels de santé, le contraire me semble davantage envisageable. Est-il indispensable d'en faire une nouvelle démonstration en France ?

1. 27 janvier 2000.

2

Concertation nationale sur la fin de vie

17 juillet 2012

Comment vivre dignement jusqu'au bout ?

Seule la présence, toute de bleu vêtue, de sœur Évangeline rappelle que la maison médicale Notre-Dame-du-Lac (Rueil-Malmaison) a été développée par une congrégation de religieuses contemplatives : les oblates de l'Eucharistie. Peu de personnes savent que dans leurs établissements les premiers malades atteints de sida ont été accueillis alors que tant d'institutions les rejetaient, et que les soins palliatifs, l'accompagnement des personnes les plus affectées dans leur autonomie se situent au cœur d'un engagement fort partagé avec des professionnels d'autant plus motivés. J'ignore si François Hollande savait qu'en décidant ce déplacement le 17 juillet 2012 pour exprimer son attachement non seulement à la démarche des soins palliatifs, mais plus encore aux personnes souvent vulnérables en fin de vie, il rendrait ainsi hommage à une institution d'exception qui incarne les valeurs de la sollicitude et de la solidarité. Les soignants de Notre-Dame-du-Lac partagent avec d'autres professionnels, impliqués comme eux sur ces territoires méconnus et extrêmes du soin, un même souci du respect de la personne, en fait des « convictions » qui seront évoquées par le président de la République : « devoir d'épargner, dans la mesure du possible, la souffrance aux malades », « reconnaissance du besoin de toute personne d'être accompagnée jusqu'au dernier moment », « nécessité pour les aidants d'être aidés, soutenus dans l'épreuve ». Cette conception éthique du non-abandon ou de la juste présence favorise la proximité, l'échange vrai.

Réunies sur un balcon pour suivre un peu plus tard l'intervention du chef de l'État, Agnès (kinésithérapeute) et Annette (psychologue) reviennent avec Monique (résidente depuis quelques jours) sur leur rencontre avec François Hollande. Il a saisi cette ambiance si particulière faite de la succession de ces « petits moments qui font des grandes choses », cette intensité du bonheur qui pourrait *a priori* surprendre dans un contexte aussi difficile. Monique confie qu'hier « elle a pleuré de désespoir toutes les larmes de son corps » et que pourtant la tristesse est passée, qu'elle est heureuse de vivre l'instant présent. Ce qui l'a aussi affligée, c'est d'entendre parler dans une émission de France Inter de l'euthanasie des malades sans que personne s'en soit offusqué. Annette évoque quelques rares demandes « qui tombent d'elles-mêmes lorsque surgit à nouveau, ne serait-ce que quelques minutes plus tard, une envie de vie ». Ici, le principe fédérateur se retrouve dans la devise de la maison : « Accompagner la vie ».

La force politique de ce message n'a certainement pas échappé à François Hollande qui, prenant son temps, interroge, écoute et témoigne une attention soutenue à ce qui se réalise au quotidien afin, dit-il, de « traverser ces moments comme la partie pleine d'une vie entière ». Dans son allocution, il insistera sur les obligations de la société et donc sur la valeur de cet engagement au cœur de la cité : « Telle est l'idée que je me fais du rôle de l'État et de la solidarité nationale. Travailler au service des Français, en particulier des plus fragiles et des plus faibles. [...] C'est au moment où ils peuvent douter de leur propre avenir que nous devons assurer une présence de la collectivité auprès d'eux. »

Le débat mérite d'être engagé

Sur le terrain, au plus près des réalités du soin, nous voilà bien éloignés des interminables controverses portant sur la légalisation de l'euthanasie, et l'on comprend autrement, dans sa complexité, ses tensions et sa signification profonde, la proposition 21 du programme électoral de François Hollande : « [...] que toute personne majeure en phase avancée ou terminale d'une maladie incurable, provoquant une souffrance physique ou psychique insupportable, et qui ne peut être apaisée, puisse demander, dans des conditions précises et strictes, à bénéficier d'une assistance médicalisée pour terminer sa vie dans la dignité ». Et il fallait certainement ce temps de partage, cette présence dans ce cadre si singulier à la fois pour valoriser une démarche de soins palliatifs relevant de la question « Comment vivre dignement jusqu'au bout ? », et pour oser « aborder le sujet le plus douloureux qui soit : le droit à mourir dans la dignité, j'allais dire à vivre dans la dignité, car c'est le droit de chacun de vivre pleinement sa vie ».

En effet, après avoir réaffirmé les efforts de l'État en termes de soutien aux soins palliatifs (tout particulièrement en diversifiant leur offre, en renforçant les formations et la recherche universitaire), l'hommage soutenu rendu à la loi du 22 avril 2005 relative aux droits des malades et à la fin de vie (« Il n'y a plus de légitimation au moment où je parle de l'acharnement thérapeutique ») s'est conclu par l'annonce de l'ouverture d'un débat dont le chef de l'État a présenté certains enjeux.

« Faut-il, peut-on aller plus loin dans les cas exceptionnels où l'abstention thérapeutique ne suffit pas à soulager les patients aux prises avec une douleur irréversible et qui appelle un acte médical assumé au terme d'une décision partagée et réfléchie ? Poser cette question, c'est ouvrir une perspective qui elle-même entraîne un débat. Et les questions sont multiples. »

C'est Didier Sicard, président d'honneur du Comité consultatif national d'éthique (CCNE), qui se voit confier la présidence d'une mission de réflexion. Elle devrait rendre un rapport à la fin de l'année qui sera soumis au CCNE. Il importe d'évoquer à ce propos l'avis n° 63 du CCNE « Fin de vie, arrêt de vie, euthanasie » du 27 janvier 2000 abordant notamment la notion d'« exception d'euthanasie ». Est-ce l'une des options qui sera retenue, alors qu'après l'Allemagne, l'Espagne et la Suède, le Sénat d'Argentine a voté le 9 mai dernier une loi relative à la fin de vie qui reprend les principes de la législation française ?

Didier Sicard a évoqué ce 17 juillet 2014 l'organisation de débats publics en région. Il se propose ainsi de « refaire surgir de la pensée » dans un domaine délicat et souvent idéologique qui justifie une investigation menée au plus près du terrain et des échanges de qualité.

Selon François Hollande : « Le débat mérite d'être engagé, il doit se faire dans l'apaisement. » S'adressant aux professionnels de la maison médicale Notre-Dame-du-Lac, il leur a rendu un hommage qui dit beaucoup de cet esprit du soin et de la relation à l'autre si présent dans le cadre des missions assumées auprès des personnes jusqu'au terme de leur vie : « Vous donnez beaucoup de sérénité à ce que vous faites. »

Il semble désormais essentiel qu'un contexte apaisé permette à chacun de s'investir honnêtement et avec courage dans ce débat de société que nous appelions de nos vœux.

Cette visite du chef de l'État à Rueil-Malmaison et la valeur de son intervention me semblent constituer un signe prometteur et une forme de repère auquel désormais se référer. En ayant bien conscience que nous devons aborder avec prudence et humilité de tels choix d'humanité.

3

Euthanasie : vers une approche respectueuse de la personne dans sa dignité et dans ses droits. La commission de réflexion sur la fin de vie en France

18 décembre 2012

Prendre en compte la spécificité de chacune des situations rencontrées

Le 17 juillet 2012, François Hollande confie à Didier Sicard (président d'honneur du Comité consultatif national d'éthique) une mission de réflexion sur la fin de vie en France : « La loi du 22 avril 2005 relative aux droits des malades constitue une avancée certaine en condamnant l'acharnement thérapeutique, en instituant l'arrêt du traitement dans le cadre d'une procédure collégiale pluridisciplinaire, en renforçant les soins palliatifs et en mettant en place les conditions pour que le patient, ou à défaut une personne de confiance, puisse faire valoir son souhait. Une évaluation de l'application de ce texte dans le cadre d'une réflexion sur la fin de vie me paraît indispensable. » Quelques mois plus tôt, au cours de la campagne électorale, François Hollande avait inscrit au rang de ses promesses la proposition 21. Il s'engageait à ce « que toute personne majeure en phase avancée ou terminale d'une maladie incurable, provoquant une souffrance physique ou psychique insupportable, et qui ne peut être apaisée, puisse demander, dans des conditions précises et strictes, à bénéficier d'une assistance médicalisée pour terminer sa vie dans la dignité».

Le président de la République aurait pu s'en remettre directement au Parlement pour transposer cette résolution dans la loi. Le 31 janvier 2012 avait été en effet déposée la proposition de loi relative à l'assistance médicalisée pour mourir qui fixait dans son article premier que: «Toute personne capable majeure, en phase avancée ou terminale d'une affection accidentelle ou pathologique grave et incurable, lui infligeant une souffrance physique ou psychique qui ne peut être apaisée ou qu'elle juge insupportable, peut demander à bénéficier, dans les conditions prévues au présent titre, d'une assistance médicalisée permettant, par un acte délibéré, une mort rapide et sans douleur.» Cette notion d'assistance médicalisée désigne explicitement l'acte d'euthanasie et c'est donc de sa légalisation qu'il est effectivement question.

Le président de la République a su envisager une tout autre approche que certains considéreront à tort comme de l'ordre d'une stratégie. Il était en effet courageux de soumettre à l'examen d'une commission un questionnement sensible et complexe, alors que tant de pressions et d'impatiences en appelaient dans l'urgence à une évolution législative qui semblait s'imposer. Faut-il rappeler qu'une mission d'évaluation de la loi du 22 avril 2005 relative aux droits des malades et à la fin de vie avait été confiée à l'auteur de ce texte de loi? Lorsque les parlementaires ont rendu leur rapport le 28 novembre 2008, en dépit de ses grandes qualités d'analyse, un certain soupçon a entaché la neutralité de ses conclusions.

À la demande de François Hollande, la commission de réflexion sur la fin de vie en France est allée à la rencontre des Français, suscitant des réflexions, des témoignages, des échanges qui permettent de présenter un état des lieux représentatif de circonstances humaines et de réalités sociales qui ont peu à voir avec les clivages idéologiques : « Ce rapport a cherché à prendre en compte le mieux possible la spécificité de chacune des situations rencontrées, pour mieux faire droit aux attentes et espérances des citoyens à l'égard de la fin de leur vie. » Il n'était guère évident de franchir l'obstacle des idées reçues et des slogans, afin de saisir des enjeux à la fois subtils et intimes qui ne peuvent être ramenés à des positions partisanes forcément réductrices. Témoigner une même attention à la parole fragile de la personne confrontée à la maladie grave, à celle plus vindicative d'un proche qui dit son désarroi et son amertume face à l'indifférence ou à la négligence médicale, au bénévole d'une association de soins palliatifs ou au militant « de la mort dans la dignité », relève d'un exercice peu évident. L'exigence de concertation impose toutefois ses règles. En dépit de contraintes, de limitations (ne serait-ce qu'en termes de calendrier puisque les déplacements, les auditions et la rédaction du rapport sont intervenus entre septembre et décembre 2012), les membres de la commission ont parfaitement répondu à la feuille de route qui leur était confiée. Le président de la République dispose d'un document de qualité, précis, argumenté, représentatif de la multiplicité d'enjeux à la fois philosophiques, culturels, institutionnels, organisationnels et politiques. Sa pertinence, voire sa légitimation, est renforcée par la reprise, sous forme de citations, des propos recueillis sur le terrain, au plus près de réalités humaines qui à la fois dénoncent les insuffisances, revendiquent des évolutions mais également expriment avec pudeur et gravité la valeur d'une relation préservée jusqu'au terme de la vie.

Les dangers d'un immobilisme et d'un changement

En conclusion du rapport, la commission pose en des termes justes le dilemme présent et donc ceux d'une responsabilité politique lourde de conséquences qu'il appartient au chef de l'État d'assumer : « les dangers évoqués d'un immobilisme et d'un changement ».

Un sondage TNS/Sofres/ministère de la Santé réalisé en novembre 2012 sur un échantillon national de 1 000 personnes fait notamment apparaître que 48 % de Français ignorent les droits que leur accorde la loi du 22 avril 2005 relative aux droits des malades et à la fin de vie, s'agissant de l'arrêt des traitements et de l'interdiction de toute forme d'acharnement thérapeutique. 58 % se disent favorables, pour ce qui les concerne, au suicide médicalement assisté (le médecin met à disposition de la personne le produit létal). Bien que perçue risquée du fait de ses abus possibles par 49 % des personnes, entre 67 % et 75 % d'entre elles (selon les catégories d'âge) se disent favorables à la pratique de l'euthanasie Il convient donc de mieux comprendre pourquoi trois lois successives (1999, 2002 et 2005) ne sont pas encore parvenues à conférer une meilleure lisibilité aux approches de démocratie sanitaire reconnaissant à la personne malade le droit de bénéficier d'une information favorisant une prise de décision que les professionnels de santé doivent respecter. À cet égard, les membres de la commission préconisent une approche renouvelée des directives anticipées. Jusqu'à présent, elles étaient rédigées par la personne avant de se trouver dans une situation extrême. Soumises aux médecins lorsqu'il s'avérait justifié d'envisager un arrêt de traitement dans le cadre d'une prise de décision collégiale, certains contestaient leur validité, estimant que la personne avait pu changer d'avis. Il est proposé de permettre à la personne de rédiger ses directives en période critique, de les enregistrer sur un fichier national, de telle sorte à la fois qu'on ne conteste pas leur justification et que, en cas d'hospitalisation aux urgences ou en réanimation, elles puissent être rapidement consultées.

Si le rapport de la commission met en cause les logiques biomédicales et l'inattention parfois institutionnalisée à l'égard des vulnérabilités liées à la maladie, il conteste tout autant les modalités de sélection dans l'accès au dispositif de soins palliatifs et en appelle à une véritable justice dans ce domaine. En fait, les incohérences et les ruptures dans le parcours de soin relèguent trop souvent la personne qui n'est plus en capacité de bénéficier de ressources thérapeutiques curatives hors de toute filière continue. Cette errance faite de solitude et de souffrance incite, par défaut, à solliciter, de la part du médecin, qu'il abrège une situation de survie incompatible avec une certaine idée de la dignité ainsi compromise. Il conviendrait donc d'envisager très en amont de la période terminale l'expertise et l'intervention des professionnels compétents en soins palliatifs, sans limiter leur fonction seulement à la fin de vie. Des incitations fortes devraient désormais imposer en institution comme à domicile des dispositifs d'accompagnement adaptés aux besoins spécifiques des personnes malades et évalués sur leur service rendu. D'autre part, la reconnaissance des soins palliatifs comme discipline universitaire s'impose, ainsi que leur enseignement de manière approfondie dans le cursus médical.

Ne pas se substituer à la personne mais lui témoigner écoute et respect au terme de son existence

Le contexte dans lequel est intervenue la saisine de François Hollande aurait pu inciter à penser que ce rapport serait essentiellement consacré à cette « assistance médicalisée pour terminer sa vie dans la dignité » comprise, probablement à tort, comme la pratique par le médecin de l'injection létale, de l'euthanasie. Les membres de la commission ont su, je crois, répondre à la véritable demande du président de la République : présenter avec rigueur, clarté et cohérence les éléments composites d'une réalité humaine qu'il nous faut probablement repenser, ne serait-ce que du fait de la médicalisation de la fin de vie et de la sécularisation de notre société. Ils n'ont pas pour autant renoncé à aborder franchement, et avec un souci d'analyse qui étaye leur argumentation, les aspects les plus controversés aujourd'hui : suicide assisté, suicide médicalement assisté, euthanasie. On le constate, ces évolutions dont on parle beaucoup s'avèrent en fait limitées du point de vue de leur application pratique et dans certains cas discutables s'agissant de la remise en cause des « critères de minutie » censés les encadrer. Justifieraient-elles en France une nouvelle législation relative à la fin de vie ?

Le rapport conclut à cet égard : « L'euthanasie engage profondément l'idée qu'une société se fait des missions de la médecine, faisant basculer celle-ci du devoir universel d'humanité de soins et d'accompagnement à une action si contestée d'un point de vue universel. La commission ne voit pas comment une disposition législative claire en faveur de l'euthanasie, au nom de l'individualisme, pourrait éviter ce basculement. » Cette observation ne se veut en aucun cas péremptoire et définitive, puisque pour éclairer au mieux la décision du chef de l'État – comme lorsque est analysé le modèle de suicide médicalement assisté développé depuis 1994 dans l'État de l'Oregon (USA) – la commission présente les avantages et les inconvénients du dispositif. De manière neutre, tenant compte à la fois des points de vue, des finalités envisagées et de l'évaluation des conséquences.

En conclusion, la commission de réflexion sur la fin de vie sollicite une réflexion inspirée par les valeurs de la démocratie et les véritables responsabilités personnelles et sociales engagées auprès de la personne qui va mourir et de ses proches : « Un véritable accompagnement de fin de vie ne prend son sens que dans le cadre d'une société solidaire qui ne se substitue pas à la personne mais lui témoigne écoute et respect au terme de son existence. »

Le 28 mars 2013 est inscrit à l'ordre du jour de l'Assemblée nationale le débat portant sur la proposition de loi relative à l'assistance médicalisée pour une fin de vie dans la dignité[1]. La concertation publique va donc se poursuivre dans le cadre du Parlement. L'initiative de François Hollande qui aboutit aujourd'hui à la publication d'un rapport important, intelligent, rigoureux et pertinent dans ses analyses, doté de propositions pratiques fortes et utiles, me semble relever d'une exigence politique qui contribue à la responsabilisation de chacun. Elle devrait permettre de mieux saisir les valeurs profondes engagées dans ces circonstances humaines singulières où convergent tant de vulnérabilités, et de concevoir ensemble une approche respectueuse de la personne dans sa dignité et dans ses droits.

---

1. Ce débat n'ayant pas apporté d'éléments directement contributifs à la concertation nationale sur la fin de vie (notamment parce que l'avis du CCNE dont la publication devait intervenir en mars ou en avril n'a été rendu public que le 1er juillet 2013), il n'est pas abordé dans cet ouvrage.

4

Le Conseil national de l'ordre des médecins converti à l'euthanasie d'exception

14 février 2013

Par devoir d'humanité

Dans un texte du 8 février 2013 qu'il rend public aujourd'hui, le Conseil national de l'ordre des médecins (Cnom) exprime une position favorable à l'euthanasie par « devoir d'humanité ».

Ne voulant pas se marginaliser et intervenir dans le débat lancé par François Hollande le 17 juillet 2012, le Cnom a souhaité prendre de court le Comité consultatif national d'éthique qui doit se prononcer à ce sujet dans les prochaines semaines, saisi par le chef de l'État le 18 décembre dernier. L'échéance est le projet de loi actuellement annoncé pour juin prochain.

La rupture profonde ainsi décidée constitue un élément qui s'avérera déterminant. Depuis des années, l'instance ordinale maintenait en effet une position identique à celle promue par l'Association médicale mondiale qui réunit l'ensemble des conseils de l'ordre des médecins : une opposition absolue à l'euthanasie assortie d'un refus de tout acharnement thérapeutique et d'un soutien inconditionnel à la démarche des soins palliatifs. Il s'agit de l'esprit même de la loi du 22 avril 2005 relative aux droits des malades et à la fin de vie, désormais contestée de plein fouet par l'instance qui l'avait transposée dans son code de déontologie.

Le Cnom ne prend pas pour autant une position très originale puisqu'il s'inspire en fait, treize ans plus tard, de l'avis n° 63 du Comité consultatif national d'éthique « Fin de vie, arrêt de vie, euthanasie » du 27 janvier 2000 : « Face à certaines détresses, lorsque tout espoir thérapeutique est vain et que la souffrance se révèle insupportable, on peut se trouver conduit à prendre en considération le fait que l'être humain surpasse la règle et que la simple sollicitude se révèle parfois comme le dernier moyen de faire face ensemble à l'inéluctable. Cette position peut être alors qualifiée d'engagement solidaire. [...] Une sorte d'exception d'euthanasie, qui pourrait être prévue par la loi, permettrait d'apprécier tant les circonstances exceptionnelles pouvant conduire à des arrêts de vie que les conditions de leur réalisation. »

Renforcé dans sa position par une enquête Ipsos réalisée en janvier 2013 qui fait apparaître que 60 % des 605 médecins interrogés s'affirment favorables à une euthanasie dite « active », tout en précisant que seuls 37 % d'entre eux souhaitent participer à la phase d'administration des produits, le Cnom s'attache à relier la sédation « terminale » à une forme d'euthanasie « légitime ».

La question de la sédation (injection de médicaments ayant pour visée d'atténuer les souffrances, de contrer les douleurs réfractaires et de privilégier ainsi une qualité d'existence jusqu'à son terme) avait fait l'objet d'une approche assez similaire dans le rapport « Penser solidairement la fin de vie », remis par Didier Sicard à François Hollande le 18 décembre 2012. À n'en pas douter, elle va constituer un des aspects centraux de l'approche du législateur dans les mois qui viennent. À titre « exceptionnel », la sédation pourrait avoir une autre finalité que celle qui l'encadrait initialement en insistant sur ce qui motive son intentionnalité. L'enjeu sera certainement de définir et de circonscrire le concept d'exception, cela d'autant plus que chaque fin de vie est en soi individuelle et donc exceptionnelle.

Sédation terminale

Dans sa position « Fin de vie, assistance à mourir », le Conseil national de l'ordre des médecins affirme : « Sur des requêtes persistantes, lucides et réitérées de la personne atteinte d'une affection pour laquelle les soins curatifs sont devenus inopérants et les soins palliatifs instaurés, une décision médicale légitime doit être prise devant des situations cliniques exceptionnelles, sous réserve qu'elles soient identifiées comme telles, non pas par un seul praticien mais par une formation collégiale.

Une sédation, adaptée, profonde et terminale, délivrée dans le respect de la dignité pourrait être envisagée, par devoir d'humanité, par un collège dont il conviendrait de fixer la composition et les modalités de saisine. Ce collège fonderait son avis sur l'évaluation de la situation médicale du patient, sur le caractère réitéré et autonome de sa demande, sur l'absence de toute entrave à sa liberté dans l'expression de cette demande. »

Le 20 juillet 2012, dans une proposition de loi visant à mieux prendre en compte les demandes des malades en fin de vie exprimant une volonté de mourir, le sénateur Gaëtan Gorce évoque lui aussi cette prise de décision « collégiale » qui n'est pas sans interroger. Qu'en serait-il en fait du statut et de l'autorité d'une instance ainsi destinée à autoriser ou non l'euthanasie d'une personne ?

Ces quelques questions conjoncturelles ne sauraient en quoi que ce soit perturber un mouvement de fond désormais légitimé par l'instance ordinale. Ce que dit explicitement le Cnom, c'est que la pratique de l'euthanasie n'est désormais plus contraire à la déontologie médicale. Elle en constituerait même une nouvelle dimension d'humanité...

Lorsque le président de la République a initié le 17 juillet 2012 cette concertation nationale portant sur « l'assistance médicalisée pour terminer sa vie dans la dignité » (en référence à la mesure n° 21 de sa campagne électorale), je ne suis pas certain qu'il espérait bénéficier du soutien si rapide et si entier d'une instance plus réputée pour son conservatisme que pour son audace. Il y trouvera certainement une reconnaissance de son implication personnelle dans un domaine sensible, qui aurait pu solliciter de la part de l'Ordre national des médecins une position davantage substantielle et constructive que ne l'est ce qui peut apparaître comme un assentiment opportuniste.

5

Fin de vie, autonomie de la personne, volonté de mourir

1er juillet 2013

Ce que peut être la position des sages

Le 18 décembre 2012, François Hollande sollicite le Comité consultatif national d'éthique (CCNE) dans le cadre de la concertation nationale sur la fin de vie, lui demandant de se prononcer sur trois questions:

« 1. Comment et dans quelles conditions recueillir et appliquer des directives anticipées émises par une personne en pleine santé ou à l'annonce d'une maladie grave, concernant la fin de sa vie?

2. Selon quelles modalités et conditions strictes permettre à un malade conscient et autonome, atteint d'une maladie grave et incurable, d'être accompagné et assisté dans sa volonté de mettre lui-même un terme à sa vie?

3. Comment rendre plus dignes les derniers moments d'un patient dont les traitements ont été interrompus à la suite d'une décision prise à la demande de la personne ou de sa famille, ou par les soignants? »

Le CCNE rend aujourd'hui son avis n° 121 « Fin de vie, autonomie de la personne, volonté de mourir » qui était attendu en mars ou avril. Il n'est pas certain que le président de la République dispose en tout point des réponses spécifiques qu'il aurait pu attendre. En fait, les « sages » ont plutôt endossé les analyses du rapport Sicard[1], exprimant seulement la divergence de quelques-uns d'entre eux « en ce qui concerne le droit d'une personne en fin de vie à avoir accès, à sa demande, à un acte médical visant à accélérer son décès, et/ou le droit à une assistance au suicide ». Mieux, le CCNE « estime qu'il est nécessaire d'organiser un véritable débat public national sur la fin de vie et la mort volontaire », renvoyant en quelque sorte à plus tard sa position et par conséquent la décision politique. Certains commentateurs avertis pourront même constater un certain recul du CCNE qui, le 27 janvier 2000, alors qu'il était présidé par Didier Sicard, avait produit une réflexion d'une véritable pertinence, l'avis n° 63 « Fin de vie, arrêt de vie, euthanasie », qui évoquait les notions « d'engagement solidaire et d'exception d'euthanasie ».

« Fin de vie, autonomie de la personne, volonté de mourir » : c'est peut-être dans l'intitulé de l'avis, davantage que dans son contenu, que l'on peut déceler quelques inflexions. Préférer au respect très formel des « droits de la personne [en fin de vie] » celui de son « autonomie », être attentif à cette expression d'une « volonté de mourir » (évoquée par François Hollande dans ses questions posées au CCNE en décembre dernier), témoigne d'une attitude plus conforme à ce qui devrait s'imposer dans la relation de soin. Dès lors, souscrire à une telle exigence ne se limiterait-il qu'à deux évolutions estimées significatives ?

Non sans avoir rendu l'hommage convenu aux soins palliatifs, le CCNE propose en effet que « les directives anticipées soient contraignantes pour les soignants, sauf exception dûment justifiée par écrit » et « le respect du droit de la personne en fin de vie à une sédation profonde et terminale si elle en fait la demande lorsque les traitements, voire l'alimentation et l'hydratation, ont été

1. « Penser solidairement la fin de vie », 18 décembre 2012.

interrompus à sa demande». On sait toutefois la difficulté d'une anticipation des situations douloureuses et donc d'avoir à rédiger ses «dernières volontés». L'expression d'un choix relève d'approches qui se structurent dans la continuité d'un parcours de soin et d'un suivi médical. Reste la difficulté de circonstances subites, l'incapacité, du fait d'une perte de conscience, de faire connaître ce que l'on souhaiterait profondément.

Désertion en pleine bataille

D'autre part, s'agissant de la sédation, les interprétations que suscite cette pratique contribuent à accentuer les incertitudes, voire des équivoques. L'endormissement plus ou moins intensif, visant à apaiser la personne dont la vigilance diminue jusqu'au moment de sa mort, est assimilé par des observateurs avisés à une démarche «hypocrite» d'euthanasie. Le rapport Sicard évoque la «sédation en phase terminale pour détresse», décision prise de manière collégiale sans avoir pour visée d'abréger la vie d'une personne mais en assumant éventuellement ce «double effet». Depuis, dans sa position du 8 février 2013 «Fin de vie, assistance à mourir», le Conseil national de l'ordre des médecins a contribué à légitimer ce que certains considèrent comme la «pente de la sédation»: «Une sédation, adaptée, profonde et terminale, délivrée dans le respect de la dignité pourrait être envisagée [...].» Respecter l'autodétermination de la personne est, là également, considéré comme le principe supérieur à honorer. Mais jusqu'à quel point? Jusqu'à quelle limite? Peut-on aller plus loin que la sédation, là précisément où elle semble nous mener en toute logique? Et dans ce cas, quel doit être le rôle de l'État dans la mise en œuvre et dans le contrôle des procédures et des protocoles?

Alors que les lignes semblent bouger depuis que François Hollande a lancé la réflexion en juillet dernier, est-il sage de maintenir des subtilités rhétoriques qui visent à dissimuler des évolutions bien réelles ? Car de telles approximations ne peuvent qu'inciter les plus déterminés à renforcer leur revendication d'une véritable dépénalisation de l'euthanasie.

Il pourra être intéressant, au-delà de débats bien académiques, de se demander ce qui distingue profondément la sédation (parfois dite « sédation euthanasique ») de l'euthanasie, et dès lors de nous permettre de mieux saisir la réticence du CCNE à l'égard du suicide médicalement assisté, en fait assez peu compréhensible : « En ce qui concerne plus spécifiquement l'assistance au suicide, les membres du comité estiment que cette légalisation n'est pas souhaitable », portant un jugement très réservé sur les indications de l'assistance au suicide et/ou de l'euthanasie dans les pays qui les ont dépénalisées ou autorisées et manifestant une inquiétude concernant l'élargissement de ces indications dans certains de ces pays.

Nous saurons bientôt les conséquences qui seront tirées de cet avis du CCNE qui, à bon escient, apporte quelques développements nécessaires au rapport Sicard tout en lui demeurant fidèle sur l'essentiel. François Hollande, dans un contexte sociopolitique agité car particulièrement sensible aux questions dites sociétales, souhaitera-t-il proposer une évolution législative relative aux quelques points qui font consensus, ou alors aller plus loin et décider que la loi du 22 avril 2005 relative aux droits des malades et à la fin de vie est devenue caduque ? Conviendra-t-il, notamment, dans une première étape, de rendre possible le suicide médicalement assisté ? Ce serait d'une certaine manière réserver un sort discutable aux exercices confiés à la mission Sicard et au CCNE, et même affecter la crédibilité des deux instances alors que leurs analyses sont d'une valeur qui mérite mieux, et pour le moins qu'elles incitent à une extrême prudence. Pour autant, ne pourrait-on pas leur reprocher d'avoir été quelque peu dilatoires dans les réponses apportées aux questions fortes que le Président leur soumettait ? Avec une certaine habileté, et en donnant à penser, malgré tout, qu'il leur semble préférable de privilégier la stratégie du désengagement, ces deux instances laissent les politiques seuls face à leurs responsabilités. Ne renoncent-elles pas, par excès de prudence, à assumer les responsabilités qui leur revenaient, désertant ainsi en pleine bataille ?

6

Face aux positions extrêmes dans le débat sur la fin de vie

6 décembre 2013

Dépasser les clivages traditionnels

Mon attachement au débat démocratique et ma considération à l'égard de celles et ceux qui se sont investis depuis 1980 pour défendre les valeurs portées par les fondateurs de l'Association pour le droit de mourir dans la dignité (ADMD) ne peuvent pas me laisser indifférent à la campagne lancée par des anonymes : « ADMD : Aide au débarras des malades dérangeants. Non à l'euthanasie ».

Je ne partage pas certains des plaidoyers et des analyses assénés de manière parfois provocatrice au nom de l'ADMD. L'impatience ne justifie pas tout, notamment lorsque l'impact des formules choisies pour mobiliser autour d'une cause affecte durement des personnes vulnérables. Elles souhaiteraient certainement que l'on se préoccupe davantage de leurs conditions d'existence dans la maladie ou le handicap que de celles de leur mort. Il convient toutefois de ne pas caricaturer la signification profonde de l'engagement de ces militants du « droit de mourir dans la dignité » qui ont accompagné les avancées favorables au développement en France des soins palliatifs et à une approche soignante plus digne face à la douleur et aux souffrances dans la maladie. Il est même assez évident que les revendications de l'ADMD, insatisfaite à juste titre des conditions de mise en œuvre de la loi du 22 avril 2005 relative aux droits des malades et à la fin de vie, ont pu avoir une incidence sur l'opportunité de la proposition 21 du programme électoral de François Hollande: «Je proposerai que toute personne majeure en phase avancée ou terminale d'une maladie incurable, provoquant une souffrance physique ou psychique insupportable, et qui ne peut être apaisée, puisse demander, dans des conditions précises et strictes, à bénéficier d'une assistance médicalisée pour terminer sa vie dans la dignité.» Et je me situe aujourd'hui du côté des personnes qui, sans avoir souhaité que soit revue d'une manière extensive la loi en vigueur relative aux droits des malades et à la fin de vie constatent que certaines questions méritaient à nouveau d'être posées. Depuis quelques mois, nous avons ainsi gagné en approfondissements et en clarifications nécessaires. Il semble évident que nous aurons à évoluer afin de rendre effectifs les principes et les procédures posés dans la loi du 22 avril 2005, de repenser notre approche des directives anticipées, de la sédation et ainsi de «l'assistance médicalisée en fin de vie».

Il serait donc indigne et inacceptable que l'arbitrage délicat d'évolutions mesurées et justifiées dans certaines circonstances, spécifiques, soit soumis à l'outrance d'arguments idéologiques ou passionnels qui ne peuvent qu'exacerber les extrêmes. Nous sommes parvenus, me semble-t-il, à un niveau de maturité et d'exigence qui dépasse les clivages traditionnels et favorise des choix responsables.

Assumer avec humanité nos solidarités auprès de la personne qui va mourir, c'est ce dont témoigne la concertation nationale sur la fin de vie menée depuis juillet 2012 à l'initiative du président de la République. Il convient d'en rappeler brièvement les différentes phases pour comprendre que ce cheminement a permis de franchir un cap, et nous met en position d'envisager avec justesse et rigueur les quelques mesures qui semblent désormais s'imposer. Les controverses portant sur l'euthanasie se poursuivent, avec les évolutions et les conséquences que l'on sait, dans les quelques pays qui ont dépénalisé cette pratique. Il serait pernicieux de les aviver en France alors qu'à aucun moment, depuis sa première intervention du 17 juillet 2012, François Hollande n'a évoqué explicitement l'euthanasie.

Favoriser des choix responsables

Le président de la République disposera dans quelques jours des réflexions et des propositions qui lui semblaient utiles à son arbitrage. Depuis la loi du 22 avril 2005 et du fait des avancées déterminantes qu'elle a rendues possibles, nous avons évolué en sensibilité et en pertinence dans nos approches de circonstances humaines qui défient nos quelques certitudes et déjouent si souvent nos convictions. J'ai apprécié l'humilité, la retenue et la décence de ceux qui sont intervenus jusqu'à présent dans le cadre de la concertation nationale sur la fin de vie. Ils ont su situer le débat à hauteur des enjeux, soucieux de sollicitude et d'attention vraie à l'égard des personnes qui espèrent davantage de respect et de dignité dans leur confrontation à l'échéance inévitable. Elles n'ont que faire des vaines polémiques. Ce partage, dans un contexte apaisé, d'expériences souvent à vif et de réflexions exigeantes, soucieuses de pluralisme, honore la vie démocratique.

Certains ont peut-être considéré que les consultations ont pris trop de temps, semblent déjà faire apparaître un consensus par trop modéré ou alors n'aboutiraient pas aux conclusions qu'ils en espéraient : celles qu'ils souhaitent imposer au nom de leurs propres idéaux.

Pour ce qui me concerne, je considère comme un précieux acquis les approches que cette concertation a permis de favoriser, ainsi que ce nécessaire effort de patience qui nous permet un plus juste discernement. En témoigne la qualité des arguments développés dans ces réflexions à la fois profondes, subtiles, nuancées et attentives aux réalités les plus difficiles des décisions en fin de vie. Il convenait de les affronter franchement, en ayant le courage de ne pas éviter les dilemmes et d'exprimer les divergences. Ces approches nous permettent de mieux saisir la gravité de choix complexes, lourds de conséquences, désormais impartis à nos responsables politiques. Ils interviennent, ils en ont conscience, dans un contexte social fragilisé du point de vue de ses repères et de ses solidarités, mais également des mutations qui affectent nos représentations, voire bouleversent nos références. Il conviendrait donc, par prudence, d'être attentif au risque d'exacerber des radicalismes qui ne peuvent que contribuer à dénaturer le sens même de ce débat de société, voire à le faire dériver vers des postures extrêmes.

« Entre immobilisme et changement », l'équilibre à trouver relève d'une sagesse politique qui se doit d'affirmer des valeurs d'humanité invulnérables aux positions de ceux qui les contestent. L'enjeu supérieur n'est-il pas de défendre une certaine idée de la dignité et du bien commun ?

7

Conférence de citoyens sur la fin de vie : une attente déçue

18 décembre 2013

L'inventaire des bonnes intentions

Rendues publiques le 16 décembre 2013, les conclusions tant attendues de la Conférence des (18) citoyens sur la fin de vie devaient nous permettre de mieux cerner des aspects inédits de ces questions complexes : certaines compétences estimaient en effet justifiée semblable consultation... À leur lecture, je me permets d'en douter. Le Comité consultatif national d'éthique (CCNE), qui avait souhaité organiser cette consultation supplémentaire, dispose certes d'un document de plus, mais dont le statut est incertain : il lui semblait toutefois essentiel à la rédaction de son prochain rapport annoncé vers janvier. En fait, après le rapport de la Commission de réflexion sur la fin de vie en France remis à François Hollande le 18 décembre 2012 « Penser solidairement la fin de vie » et l'avis n° 121 du CCNE « Fin de vie, autonomie de la personne, volonté de mourir » du 1er juillet 2013, fallait-il attendre cette ultime contribution pour clore la concertation dite nationale ? Une consultation certes *a minima*, puisque le président du CCNE nous avait promis, avant de revoir à la baisse ses exigences, « un véritable débat public national sur la fin de vie et la mort volontaire ». Prochain acte ou péripétie, peut-être, de ce long périple engagé en juillet 2012 si, pour des raisons qui ne paraissent pas s'imposer aujourd'hui, il apparaissait préférable d'envisager de nouvelles prolongations...

À dire vrai, à la lecture des positions adoptées dans le cadre de la Conférence de citoyens, la déception est grande. Les 18 jurés reprennent, certes avec leurs termes et quelques nuances, les lignes essentielles des réflexions menées par la mission Sicard, le CCNE et, en 2005 comme en 2008, par les missions parlementaires : généralités humanistes obligées sur les approches de la fin de vie dans un contexte médicalisé discutable ; urgence de rendre universel le recours aux soins palliatifs ; respect de la personne dans son autonomie et son droit de bénéficier des soulagements qui apaisent ses souffrances, y compris en abrégeant son temps de vie ; exigence d'aboutir à un compromis certes délicat, susceptible d'éviter toute « dérive », mais en estimant que le *statu quo* ne peut pas durer davantage.

Liberté, dignité, respect, consentement, solidarité, encadrement législatif, collégialité, information : aucun concept ou mot-clé n'est oublié dans ce nouvel inventaire des bonnes intentions dont il apparaît néanmoins difficile de saisir la portée exacte et la contribution effective d'un point de vue pratique. Mais peut-être cette initiative ne relevait-elle que de la recherche d'une légitimation de la part d'un CCNE qui, inquiet pour une fois, se serait senti démuni d'autorité vraie dans un domaine qui semble diviser ses membres et susciter encore trop de controverses passionnées. Il sera donc intéressant de voir quels arbitrages seront enfin proposés au président de la République par le CCNE, après ce détour qui interroge ou du moins laisse insatisfait, ne serait-ce que s'agissant de sa pertinence et de sa fonction.

Du reste, à propos même de la méthodologie retenue pour constituer ce jury, l'Ifop reconnaît d'emblée « que, compte tenu de la taille du panel, celui-ci ne prétend pas à la représentativité de la population française et [qu']il est impropre de parler d'échantillon représentatif ainsi qu'on le mentionne traditionnellement pour un sondage » ! Seule mention positive à l'égard de cette initiative discutable dans ses justifications approximatives et sa forme, le pluralisme dans la sollicitation des différents intervenants qui avaient, chacun dans un temps limité, mission de présenter des points de vue et des analyses aux 18 citoyens. La maturité et la légitimité des positions et des argumentations développées depuis des années à l'épreuve de circonstances humaines souvent douloureuses devraient enfin permettre de faire bouger les lignes sans nous soumettre à de nouveaux conciliabules dont le sens et la cohérence échappent. Il y a, me semble-t-il, urgence à se déterminer enfin et à énoncer les principes qui s'imposeraient si des évolutions s'avéraient nécessaires et opportunes au regard des droits des personnes malades en fin de vie. Les politiques doivent désormais assumer leurs responsabilités à la suite de ces consultations dont j'estime qu'elles étaient nécessaires (pour autant qu'elles ne se prolongent pas vainement) et apportent les éclairages attendus.

Un encadrement possible pour l'exception d'euthanasie ?

Quelques brèves observations, néanmoins, à propos des propositions issues de la Conférence de citoyens sur la fin de vie. J'observe que, depuis le lancement de la consultation nationale sur la fin de vie le 17 juillet 2012, le chef de l'État n'a jamais prononcé le mot « euthanasie » : il évoque avec justesse l'assistance médicalisée en fin de vie et nous incite donc à davantage de profondeur et de prudence dans les approches. Ce panel réunissant des citoyens, lui, aborde explicitement la question de l'euthanasie, même s'il la préconise à titre d'« exception » sans bien expliquer, au-delà de la pétition de principe, comment il conçoit son encadrement. Il conviendra toutefois de savoir comment on appréciera l'exception (de ce point de vue, en janvier 2000, l'avis n° 63 du CCNE « Fin de vie, arrêt de vie, euthanasie » abordait avec plus d'intelligence et de subtilité cette éventualité). La position des citoyens nous stupéfie néanmoins lorsqu'ils renoncent, au mépris des principes les plus évidents, à considérer le consentement comme une condition intangible : « celle-ci [l'euthanasie] est envisageable dans des cas particuliers ne pouvant entrer dans le cadre du suicide assisté lorsqu'il n'existe aucune autre solution (pas de consentement direct du patient). » Avec une naïveté qui inquiète et nous laisse entrevoir ce que serait à cet égard la prise en compte de la position de personnes vulnérables, les citoyens envisagent que « ces cas strictement encadrés seront laissés à l'appréciation collégiale d'une commission locale *ad hoc* qu'il conviendrait de mettre en place ». L'évocation de cet « encadrement » justifierait nombre d'approfondissements qui pour le présent font défaut. Cela ne semble pas pour autant poser de problème aux 18 citoyens.

À observer, onze ans plus tard, la situation en Belgique (pays qui a dépénalisé l'euthanasie), les critères dits de minutie ne sont plus réellement respectés, ou alors ont évolué pour favoriser une permissivité ou mieux une acceptabilité qui interroge la notion même d'encadrement. Initialement, l'euthanasie concernait des personnes au terme de leur existence, celles qui ressentaient des douleurs insurmontables ou rétives à toute forme d'apaisement. Aujourd'hui, les limites ont été repoussées, légitimant par exemple l'euthanasie d'une personne transsexuelle qui ne parvenait pas à surmonter les conséquences d'une intervention chirurgicale, d'un grand mélancolique ou celle de jumeaux de 45 ans atteints de surdité, le 14 décembre 2012. Il y a quelques jours, le Sénat belge s'est prononcé en faveur d'une extension de la loi qui concerne désormais les enfants mineurs. Sont désormais envisagées les conditions d'euthanasie des personnes atteintes de la maladie d'Alzheimer. En Belgique, la déclaration des actes d'euthanasie se fait *a posteriori*, les notifications ne sont pas exhaustives. Cela pour dire à quel point l'encadrement s'avère difficile, illusoire, quelles que soient les intentions. Quels seront le statut et le mode opératoire de la commission dévolue, en France, à l'autorisation d'euthanasie d'une personne de surcroît incapable d'exprimer un consentement ?

Le panel citoyen aborde dans ses résolutions le suicide médicalement assisté. Telle qu'elle est pratiquée, par exemple, dans l'État de l'Oregon (États-Unis), cette procédure vise à respecter l'autonomie de la personne. Le médecin a pour responsabilité de déterminer et de confirmer officiellement la justification médicale de ce recours possible, en phase terminale d'une maladie. Il prescrit mais n'administre pas le produit létal. La personne, du reste, peut décider de renoncer à se suicider. Certains observateurs considèrent qu'en quelque sorte le médecin légitime malgré tout le suicide, d'autres qu'il ne va pas jusqu'au bout de ses responsabilités et abandonne la personne à sa solitude. Il est évident qu'une personne bénéficiant d'un accompagnement au sein d'un environnement favorable n'appréhende pas ces questions de la même manière que celle qui se trouve confrontée sans soutiens au choix d'une décision. La mise en œuvre de cette forme de suicide suscite nombre de problèmes pratiques. Notamment pour les médecins qui ont pour mission de réanimer des personnes qui tentent de se donner la mort, et au moment même où notre société se mobilise contre le suicide des personnes âgées. Les 18 citoyens observent toutefois avec sagesse ou candeur : « Nous insistons sur la nécessaire vigilance à apporter dans les cas où le suicide médicalement assisté concernerait des personnes n'étant pas en capacité de réaliser le geste par elles-mêmes afin de prévenir toute dérive. » Là également, entre des positions incantatoires et la justesse de leur applicabilité, la distance est grande.

Engager les valeurs du vivre-ensemble

L'autorisation de la sédation en phase terminale est également abordée par les citoyens. Tout mettre en œuvre pour atténuer les souffrances de la personne s'impose en fin de vie. C'est du reste ce que la loi préconise depuis 2005. La question est celle d'une extension de l'indication de la sédation qui aurait pour objectif explicite (et non involontaire et indirect) d'abréger la vie. On évoque même aujourd'hui à ce propos la notion de « sédation euthanasique », ce qui n'est pas sans susciter quelques interrogations. À cet égard, les 18 citoyens se contentent de reprendre une considération qui relève de l'évidence depuis la loi du 22 avril 2005 relative aux droits des malades et à la fin de vie : « En phase terminale, l'objectif de soulagement de la douleur et de la souffrance du patient doit primer sur le risque de décès pouvant survenir à l'issue d'une sédation profonde. » Nous n'avions pas besoin de cette préconisation pour comprendre que l'approche de la sédation ne saurait constituer, en tant que telle, une variable d'ajustement, au gré des interprétations, de la pratique d'euthanasie. Dans ce domaine également, depuis la loi du 22 avril 2005, les pratiques ont su évoluer, tenant compte, dans un contexte donné, selon le choix de la personne et en visant son intérêt direct, d'enjeux qui ne sauraient se satisfaire de considérations générales, si compassionnelles fussent-elles dans leurs motivations.

Personnellement, je pense que des évolutions équilibrées et prudentes s'imposent désormais ; elles sont d'autant plus justifiées que l'impatience est attisée par la multiplication d'analyses et de propositions (accompagnées de tant de commentaires approximatifs pourtant sentencieux) qui attendent la conclusion politique annoncée. Les résolutions tirées de la conférence des 18 citoyens me renforcent dans ma conviction : des questions à la fois graves et complexes imposent à un moment donné l'énoncé de repères forts légitimés par l'autorité publique. François Hollande a su initier une consultation opportune qui ne doit pas se perdre dans les dédales de disputations sans fin ou de saisines sans réelle consistance. Tout cela ne contribuerait qu'à prolonger inutilement des discussions que je considère suffisamment abouties.

Chacun a compris que notre approche politique de nos responsabilités humaines et sociales auprès d'une personne en fin de vie engage les valeurs du vivre-ensemble, celles de la solidarité. C'est là où, comme l'ensemble des citoyens de notre République, je me sens concerné.

8

Vincent Lambert : reconnaître d'autres droits de la personne malade

16 janvier 2014[1]

Des soins prolongés

« La personne malade a droit au respect de sa dignité. » Cette référence à la loi du 4 mars 2002 relative aux droits des malades et à la qualité du système de santé qui énonce ce principe pourrait s'imposer dans le contexte des controverses suscitées par la situation de M. Vincent Lambert. Cette même loi précise : « Les professionnels de santé mettent en œuvre tous les moyens à leur disposition pour assurer à chacun une vie digne jusqu'à la mort. » Du reste, deux mois après son adoption, une circulaire du ministère chargé de la Santé était consacrée, le 3 mai 2002, « à la création d'unités de soins dédiées aux personnes en état végétatif chronique ou en état pauci-relationnel ». Le concept de « soins prolongés » y est évoqué en tenant

---

1. Sur saisine de l'avocat de ses parents, le tribunal administratif de Châlons-en-Champagne suspend le 16 janvier 2014 la décision prise par l'équipe médicale du CHU de Reims, en concertation avec son épouse, d'interrompre l'alimentation et l'hydratation de M. Vincent Lambert. Les circonstances familiales liées à l'état dit pauci-relationnel de cette personne vont provoquer une controverse à la fois judiciaire et publique qui interrompra momentanément le processus de concertation nationale sur la fin de vie, mais renforcera sa pertinence et son actualité, jusqu'à la décision du Conseil d'État qui interviendra le 24 juin 2014.

compte de ses spécificités : « ils s'adressent à des personnes atteintes de maladies chroniques invalidantes avec risque de défaillance des fonctions vitales, nécessitant une surveillance médicale constante et des soins continus à caractère technique ».

L'approche des modalités d'accueil et de suivi des personnes cérébro-lésées n'est à aucun moment conditionnée par une réflexion portant sur la fin de leur vie, même s'il convient d'anticiper de manière concertée les phases d'évolutions. Il peut même apparaître surprenant que le cadre d'existence actuel de M. Vincent Lambert soit désormais une unité de soins palliatifs et non une structure dédiée, comme ce fut le cas auparavant. Des professionnels compétents ont su développer une expertise indispensable dans un contexte douloureux, complexe et incertain qui sollicite une qualité d'attention et de retenue tant à l'égard de la personne en état de conscience minimale que de ses proches.

L'existence de ces personnes se poursuit sans le recours aux moyens qui « apparaissent inutiles, disproportionnés ou n'ayant d'autre effet que le seul maintien artificiel de la vie » que réprouve la loi du 22 avril 2005 relative aux droits des malades et à la fin de vie. Et si elle s'imposait selon des critères médicaux probants, la décision relative à une limitation ou à un arrêt des traitements serait plutôt intervenue dans la phase intensive de réanimation. Se pose la question du pronostic, lorsqu'à la suite d'un accident vasculaire cérébral ou d'un traumatisme crânien les séquelles sont susceptibles de compromettre la qualité de vie de la personne et ses facultés relationnelles. Il serait intéressant d'évaluer à cet égard dans les pratiques les conséquences d'évolutions tant législatives que du point de vue des performances de l'imagerie médicale. Tout semble indiquer que les décisions s'envisageraient désormais en amont, « dans les premières heures », ne serait-ce qu'avec le souci d'éviter l'engrenage de situations estimées insupportables. Le doute est-il à ce moment favorable à la survie de la personne, alors qu'elle aura rarement anticipé une réalité aussi catastrophique et qu'il est humainement impossible de se la représenter ? Les proches sont-ils à même d'exprimer un point de vue fondé, alors que l'impact d'un tel désastre que rien ne permettait de présager bouleverse leurs repères et les soumet à des dilemmes sans véritable issue satisfaisante ? Serait-il possible de définir un seuil temporel au-delà duquel la situation serait considérée irrévocable, s'agissant par exemple de traumatismes crâniens dont l'évolutivité est incertaine ? Dans ce cas, c'est en termes de mois, voire d'années que le processus décisionnel s'élabore, et aucune législation actuelle n'intègre la situation d'une personne stabilisée dans un état de conscience minimale dont la poursuite des soins apparaîtrait à un moment donné injustifiée.

La tentation de l'amalgame

Dans ce contexte extrême, éprouvé dans sa violence, son injustice, l'arbitrage de la décision ne saurait relever de la seule procédure médicale formellement recevable. D'autres enjeux conditionnent la recevabilité d'une décision qui doit tenir compte de la pluralité des points de vue et surtout de l'intérêt direct de la personne concernée. Lorsque la discussion porte sur l'irréversibilité probable d'un traumatisme, sur les facultés, même limitées, d'évolution dans le temps, quels principes ou valeurs faire prévaloir alors que rien n'indique ce que serait la préférence de la personne ? Peut-on se satisfaire de l'interprétation hasardeuse de postures, de crispations parfois réflexes qui inclineraient à y voir l'expression d'un refus ou au contraire d'une volonté de vivre ? Au nom de quelle autorité et selon quels critères assumer le choix de renoncer ou au contraire celui de poursuivre ? La position des proches doit-elle s'avérer déterminante alors que l'on sait l'impact des circonstances sur leur vie au quotidien ? Les compétences médicales elles-mêmes n'auraient-elles pas parfois leurs limites dans la capacité de discernement lorsque le soin d'une personne relève de considérations humaines et sociales, autres que strictement techniques ? Et plus encore lorsque certains aspects de ce qui apparaît de l'ordre de la survie semblent échapper aux tentatives d'évaluations strictement scientifiques.

Le débat portant sur les caractéristiques mêmes d'un état pauci-relationnel en dit long sur les incertitudes qu'il importe de ne pas négliger en préservant une exigence de prudence.

Un projet de loi relatif à la fin de vie nous est annoncé dans les prochains mois. Il devrait concerner les conditions d'assistance médicalisée en fin de vie, et déjà certaines discussions de qualité portent sur des directives anticipées qui pourraient être opposables, sur le suicide médicalement assisté et sur la sédation terminale. Il y a quelques jours encore, le président de la République rappelait son attachement à l'encadrement strict des évolutions qu'il souhaite. Les valeurs de solidarité et de compassion sont sollicitées, ainsi que l'importance de situer de tels enjeux au plan de la responsabilité politique. Après s'être laïcisée, puis médicalisée, notre approche de la mort s'est politisée. Demain, l'enjeu sera de la resocialiser et de tenter de reconstituer l'expression d'une sollicitude témoignée à la personne malade et à ses proches jusqu'au terme de son existence : cela ne saurait se limiter à définir les seules conditions ou modalités pratiques de sa mort.

Pour autant, *a priori*, cette évolution législative ne paraît pas relever de circonstances liées à la maladie chronique, aux maladies neurologiques dégénératives, à certaines formes de handicaps qui ne sont pas assimilables d'emblée à la fin de vie. À commettre cet amalgame, nous serions conduits à condamner à la mort certaines formes de vie qui, pour inhabituelles et endommagées qu'elles soient, requièrent notre sollicitude qui s'avère, à leur égard, indispensable, pour ne pas dire vitale. Afin d'éviter toute interprétation hasardeuse ou ces dérives observées dans les quelques pays qui ont dépénalisé l'euthanasie, les instances sollicitées par François Hollande pour éclairer sa décision estiment que la difficulté sera précisément de caractériser ce qui justifierait spécifiquement une extension des indications de la loi relative à la fin de vie. Des notions comme celle de « sédation euthanasique » ou d'« exception d'euthanasie » sont avancées, notamment pour tenter d'apporter une réponse compassionnelle aux situations les plus délicates. À propos de la décision collégiale arbitrée dans les conditions que l'on sait par l'équipe de l'unité de soins palliatifs où est hospitalisé M. Vincent Lambert, l'arrêt de l'alimentation et de l'hydratation est interprété comme une « euthanasie passive ». Outre l'importance qu'il y aurait à clarifier les concepts afin de nous prémunir d'interprétations préjudiciables à l'intérêt direct de la personne malade, ne serait-il pas opportun de consacrer une véritable réflexion aux situations inhérentes à la chronicité de certaines maladies, aux conséquences des maladies évolutives ou aux handicaps sévères qui limitent ou abolissent les facultés cognitives, voire la vie relationnelle de la personne ? Il n'est pas sage d'appréhender ces réalités humaines sous le seul prisme du terme de l'existence.

Répondre par la loi à des attentes négligées ou dévoyées

Lorsque la personne n'est pas ou plus en capacité de consentir, son assentiment peut-il encore être sollicité, ainsi que le préconise l'Association médicale mondiale dans la version de la déclaration d'Helsinki revue en octobre 2013 ? Comment apprécier, de manière rétrospective, quelles étaient les préférences d'une personne incapable de communiquer afin d'en tenir compte dans le contexte si périlleux d'une prise de décision médicale d'arrêt ou de limitation d'une thérapeutique active ? Ne devrions-nous pas repenser notre approche d'obligations qui, pour s'avérer plus fortes à l'égard de la personne du fait même de son extrême vulnérabilité, engagent en toute circonstance à ne se préoccuper que de son intérêt propre et à y consacrer les dispositifs adaptés ?

En fait, une voie jusqu'à présent inexplorée me semble s'imposer désormais dans la concertation nationale sur la fin de vie et, au-delà, s'agissant des personnes dans l'incapacité de consentir ou de refuser, donc de choisir librement. Ne serait-il pas cohérent d'intégrer les évolutions législatives annoncées portant sur la fin de vie à la loi du 4 mars 2002 relative aux droits des malades et à la qualité du système de santé révisée, en accordant un soin particulier à la prise en compte des réalités complexes de la maladie chronique, des maladies neurologiques évolutives et des handicaps complexes ? D'autres droits doivent donc être reconnus à la personne malade, susceptibles de répondre avec humanité et compétence à des attentes jusqu'alors négligées ou dévoyées. De telle sorte que le parcours de vie dans le parcours de soin évoqué avec tant de justesse dans la Stratégie nationale de santé puisse relever de l'engagement effectif d'« assurer à chacun une vie digne jusqu'à la mort ».

La dignité du soin tient essentiellement aux conditions qui favorisent une relation de confiance. Cela engage à tenir compte de valeurs d'humanité qui ajoutent à la complexité d'arbitrages redoutables, notamment dans le contexte d'incertitudes, d'ambivalences et d'approximations évoquées publiquement dans l'accompagnement de décisions qui touchent à l'existence de M. Vincent Lambert.

C'est pourquoi, peut-être, la justice garante des droits de la personne a, par deux fois, affirmé solennellement une position contradictoire à celle arbitrée par des médecins du CHU de Reims. Plutôt que de déplorer ces jugements ou de dénoncer « une mauvaise loi » qu'il conviendrait d'adapter y compris aux circonstances ne relevant pas de la fin de vie, ne convient-il pas d'approfondir notre réflexion et de mieux comprendre nos responsabilités dans les circonstances qui nous interpellent aujourd'hui ?

9

Vincent Lambert : leçons éthiques et politiques du Conseil d'État

19 février 2014

Rappeler la valeur du respect en circonstance extrême

Depuis quelques semaines, les stratèges des controverses publiques traitant de la fin de vie étaient parvenus à imposer un discours ne portant plus que sur l'indécence des conditions de survie de M. Vincent Lambert et sur l'inconstance du dispositif législatif actuel. En état de crise, il convenait donc de le révoquer dans l'urgence, sans plus attendre. En attestait, de surcroît, nous affirmait-on dans les médias, la multitude d'appels désespérés, adressés nuit et jour à l'Association pour le droit de mourir dans la dignité. Elle proposait en effet l'enregistrement informatisé de directives anticipées sur un registre dédié, comme un viatique indispensable au salut ou encore un acte suprême de liberté !

Alors que la concertation nationale sur la fin de vie initiée en juillet 2012 par François Hollande se conclura dans quelques semaines sur un rapport du Comité consultatif national d'éthique qui devrait être représentatif d'avancées mesurées mais significatives, ce dernier combat idéologique revêtait un intérêt stratégique indiscutable. Au mépris même de ses conséquences délétères pour les

1 700 personnes en état dit végétatif constant (ou chronique : EVC) ou pauci-relationnel (EPR). Sans autre forme de procès, leur existence découverte de manière fortuite au détour d'une actualité douloureuse n'inciterait, en effet, qu'à revendiquer, pour soi, à titre de précaution, une « mort dans la dignité », et même à consentir sans le moindre état d'âme que cette position puisse un jour tenir lieu de norme sociale...

Le fait même d'avoir à recourir à une appellation comme celle d'EVC ou d'EPR en dit long, du reste, sur notre difficulté à se représenter humainement cet impensable que certains ont décidé d'emblée – sans même avoir été auprès de ces personnes lourdement handicapées ne serait-ce que par sollicitude et afin de mieux comprendre – de considérer insupportable, voire « indigne d'être vécu ». Un médecin réanimateur avait même considéré ces personnes comme des « intermédiaires entre l'animal et l'homme », provoquant le 24 février 1986, à la suite de ses expérimentations dans des conditions éthiquement irrecevables, un avis du Comité consultatif national d'éthique en devoir de préciser : « Ce sont des êtres humains qui ont d'autant plus droit au respect dû à la personne humaine qu'ils se trouvent en état de grande fragilité. »

Le Conseil d'État apporte le 14 février 2014 un démenti flagrant à ces discours hâtifs, catégoriques, pour ne pas dire expéditifs, qui ont consisté, pour l'essentiel, à instrumentaliser les représentations forcément dramatiques de circonstances à tant d'égards extrêmes afin de justifier à nouveau une position dogmatique portant sur le droit au suicide médicalement assisté et à l'euthanasie. Un simple détour, côté vie, auprès de ces personnes en état de conscience altérée aurait sans aucun doute incité à tempérer la teneur de tels discours, tant les proches de ces personnes lourdement handicapées et les professionnels intervenant dans les établissements qui les accueillent sont loin d'avoir le sentiment de s'acharner à maintenir abusivement en vie des mourants. Car c'est bien à des personnes en vie, à des membres de notre cité, certes en situation de vulnérabilité comme d'autres du reste le sont, que s'adressent ces signes de sollicitude et d'affection dans le quotidien et la justesse d'un soin digne des valeurs de respect et de solidarité que prône notre démocratie.

Le Conseil d'État évoque, avec une rigueur et une prudence qui manquaient au débat, les enjeux propres à cette situation singulière : une réalité humaine « de grande fragilité », sensible, délicate car si spécifique ; l'approche médicale et scientifique qu'elle appelle : complexe, incertaine, irréductible aux positions péremptoires ; l'environnement au sein duquel les circonstances évoluent et qui, lui aussi, justifie une grande pondération. Il convenait d'instaurer de la dignité et de l'intelligence dans des disputations qui dérivaient de manière pernicieuse, sans émouvoir apparemment les instances nationales chargées de la réflexion éthique. Elles sont désormais, elles aussi, sollicitées afin de préciser et de rappeler solennellement les valeurs d'humanité et de liberté sur lesquelles une démocratie ne transige pas, sans pour autant s'exonérer d'une exigence de compassion.

Exigence de loyauté et de compétence dans la décision

Avec le dispositif d'examen approfondi de la situation présente de M. Vincent Lambert, le Conseil d'État affirme la singularité et la complexité des circonstances sur lesquelles il doit se prononcer. Elles doivent relever d'une expertise médicale et scientifique appropriée qui tienne compte des compétences les plus actuelles dans le champ des neurosciences, et permettre ainsi de disposer de données factuelles indispensables à une prise de décision d'une telle gravité. Le caractère emblématique et extrême de ce que vit M. Vincent Lambert justifie les clarifications qui font défaut, afin d'envisager un arbitrage fondé sur une argumentation étayée sans que persiste la moindre incertitude. Cette décision s'avère d'autant plus sage qu'elle nous fait comprendre de manière pédagogique qu'un tel dispositif est rarement mobilisé et devrait donc constituer un référentiel applicable dans d'autres circonstances qui seraient considérées analogues. Les avancées des techniques de réanimation ont induit des prolongations d'existence dites limites qui ne bénéficient pas toujours des modalités les mieux ajustées à des prises de décision complexes. Même si la loi relative aux droits des malades et à la fin de vie a permis à cet égard des évolutions significatives. Selon quels critères incontestables décider de la justification d'une réanimation intensive, en tenant compte à la fois de facteurs subjectifs et des évolutions scientifiques, notamment dans le champ de l'imagerie, qui permettent aujourd'hui de disposer d'indicateurs pronostiques ?

Lorsque, dans le cadre d'une formation dite collégiale, une équipe médicale se prononce à propos d'une limitation ou d'un arrêt d'une thérapeutique active, il serait important d'être assuré de la valeur du consensus décisionnel obtenu à la suite d'une délibération à la fois loyale, juste, et donc argumentée sur la base de principes clairement établis. Le Conseil d'État exprime à cet égard une exigence qui devait être rappelée, contrairement à ce qu'estimaient certains. Il saisit l'Académie nationale de médecine, le Comité consultatif national d'éthique et l'Ordre national des médecins afin de recueillir leurs définitions de notions comme celle d'obstination déraisonnable ou de maintien artificiel de la vie. L'analyse de ces concepts, au même titre que d'autres déterminants d'ordre médical ou scientifique, est requise dans des prises de décision qui concernent près de 100 000 arrêts de thérapeutiques actives chaque année.

À n'en pas douter, nous disposerons ainsi dans quelques mois de repères qui s'avèrent indispensables à cette haute instance, ce qui interroge, malgré tout, certains critères ou certaines modalités de décision privilégiés jusqu'à présent. Encore conviendra-t-il d'être assuré de la qualité des compétences et des procédures mises en œuvre une fois ces définitions validées. Les services hospitaliers concernés ne font pas apparaître de manière homogène une même expertise qui relève d'une culture et d'une rigueur méthodologique exigeantes.

Le Conseil d'État sollicite également, et cela me semble significatif, le point de vue de Jean Leonetti. Ce choix n'est pas anodin dès lors qu'il réaffirme la place déterminante de la législation dont il est l'auteur dans le contexte présent. Depuis des mois, en effet, la loi du 22 avril 2005 relative aux droits des malades et à la fin de vie est soumise aux assauts constants des propagandistes d'une loi favorable à l'euthanasie. Le Conseil d'État considère, d'une part, que cette loi est applicable à une personne qui se trouve dans un état de maladie ou de handicap dont l'irréversibilité est caractérisée, et, d'autre part, que le dispositif législatif incluant la loi du 9 juin 1999, visant à garantir le droit à l'accès aux soins palliatifs, et la loi du 4 mars 2002, relative aux droits des malades et à la qualité du système de santé, apportent les modes de négociation les plus ajustés à des situations qui pourraient même ne pas être directement assimilées à la période de fin de vie. De telle sorte qu'il ne faudrait certainement pas trouver dans les circonstances présentes la justification à une évolution législative.

Pour autant, nous ne pourrons pas nous exonérer d'une réflexion délicate mais nécessaire portant sur les personnes dans l'incapacité d'exprimer un choix personnel (ne serait-ce que parce qu'elles n'ont pas souhaité rédiger des directives anticipées) qui, bien que n'étant pas en situation de fin de vie, suscitent du fait de leur maladie ou de leur handicap les questionnements délicats relatifs au maintien artificiel de leur vie. À cet égard, les trois instances consultées devront être attentives aux conséquences de leurs préconisations au regard de personnes atteintes par exemple de maladies neurologiques, évolutives ou non, à impact cognitif.

Le droit de ne pas subir une obstination déraisonnable

Le Conseil d'État se réfère à l'article 2 de la Convention de sauvegarde des droits de l'homme et des libertés fondamentales pour rappeler que « le droit de toute personne à la vie est protégé par la loi. La mort ne peut être infligée à quiconque intentionnellement [...] ». Mais simultanément il consacre une autre liberté fondamentale : celle d'être reconnu dans le droit de ne pas subir une obstination déraisonnable. Cette position ne fait que renforcer à cet égard la pertinence de la loi du 22 avril 2005 qui proscrit toute obstination déraisonnable. À ce propos, l'approche à la fois humaine et responsable de la sédation en dit long sur les évolutions profondes qui sont intervenues depuis des années dans la relation de soin. Ainsi que sur l'esprit d'engagement si présent à la pensée des professionnels investis auprès de personnes malades, y compris en fin de vie. Il serait important d'en saisir la signification et la portée afin que s'atténuent ou que cessent les controverses d'arrière-garde.

Reste posée de manière entière la question si délicate à aborder d'une personne qui n'est pas en capacité d'exprimer son refus d'un traitement, y compris d'une hydratation et d'une alimentation, puisque le Conseil d'État considère que, dans certaines circonstances, il pourrait s'agir d'un maintien artificiel de la vie. Il paraît évident que ces aspects si particuliers du respect du droit des malades justifieraient une approche qui ne relève pas d'un dispositif de fin de vie. Cela d'autant plus que les proches des personnes en situation d'EVC ou d'EPR en parlent comme s'agissant de grands blessés. Ils portent sur eux un regard affectueux et leur témoignent une prévenance de chaque instant, attentifs au moindre signe de présence. Ces « grandes fragilités » se croisent, se partagent et se surmontent dans l'acte de soin vécu auprès de la personne comme un acte de vie, l'expression d'une résistance qui engage des valeurs si essentielles qu'y renoncer compromettrait une certaine idée que l'on se fait de la dignité humaine.

Les otages d'une cause qui instrumentalise

S'impose donc une pensée politique des réalités humaines qui défient nos représentations de la vie, de l'existence humaine, de nos responsabilités individuelles et sociales à l'égard de personnes qui éprouvent autrement un parcours de vie : il me semble *a priori* irrecevable d'en discuter la légitimité. L'exigence de liberté pourrait relever du souci de démédicaliser notre approche de ces existences ainsi fragilisées, et de tout mettre en œuvre pour leur conférer une part de sociabilité. Une telle visée impose d'emblée une réflexion relative aux conditions d'accueil et de suivi de ces personnes, à leur environnement personnel et familial, aux soutiens apportés à leurs proches et aux professionnels intervenant auprès d'eux. Les controverses actuelles ne sauraient dénaturer ces responsabilités qui nous incombent, sans pour autant que nous renoncions à affronter, dans le cadre d'une concertation digne, les dilemmes provoqués par une existence qui se poursuivrait sans qu'on ne parvienne plus à être assuré de la signification qu'elle aurait pour la personne. À cet égard, la réflexion à la fois politique et éthique doit être approfondie, sans quoi s'accentuera le risque d'être tenté de plaquer d'inacceptables réponses sur des questions, certes redoutables, mais que l'on ne peut pas pour autant négliger. Soucieux des libertés individuelles, le Conseil d'État déploie, pour servir la cause supérieure de M. Vincent Lambert, un dispositif minutieux. On sait d'évidence qu'il n'est certainement pas appliqué avec tant de rigueur lorsque, de manière quotidienne et trop souvent routinière, se prennent certaines décisions collégiales cruciales. Il importerait que les sociétés savantes concernées accordent une grande attention à cette intervention éclairée du Conseil d'État dans une sphère trop souvent confinée dans des logiques ou des certitudes médicales qui ne se discuteraient pas. On est bien loin des caricatures d'une intrusion des « robes noires » dans l'espace où interviennent les « blouses blanches », dès lors que prime l'intérêt supérieur d'une personne vulnérable à protéger dans son intégrité, voire dans son droit à la vie.

Dans la sagesse et la justesse des décisions qu'ils ont adoptées pour protéger les droits de M. Vincent Lambert, les membres de la section du contentieux du Conseil d'État nous éveillent à un sens de la retenue et de la responsabilité qui devrait s'imposer à nous en situation d'incertitude et d'exposition à des défis qui engagent nos valeurs.

Nous devons donc à M. Vincent Lambert comme à ses proches, mais également aux autres personnes dans une situation qui le justifierait, une approche singulière, pondérée, soucieuse, dans le respect et la discrétion, de leurs droits fondamentaux. Ces personnes ne sauraient être réduites de manière indifférenciée à des catégories ni devenir les otages de causes qui les instrumentalisent dans un combat qui dénature une fois encore les véritables enjeux.

Lorsque, dans quelques mois, les expertises médicales permettront de produire de manière incontestable les conclusions indispensables à une décision médicale fondée pour M. Vincent Lambert, encore conviendra-t-il d'être assuré qu'une même rigueur inspirera désormais tout processus décisionnel collégial. Car la décision que rendra alors le Conseil d'État concernera une personne en particulier et ne saurait donc faire jurisprudence. Mais ses modalités de mise en œuvre et le souci accordé à la sollicitation des compétences les plus légitimes dans l'arbitrage devront viser une même exigence. Il y va de leur recevabilité d'un point de vue démocratique.

10

Fin de vie : ne plus se tromper de débat

11 juin 2014

Du 11 au 27 juin se tient à la cour d'assises des Pyrénées-Atlantiques le procès du docteur Nicolas Bonnemaison accusé de « sept cas d'empoisonnement sur personnes vulnérables, constitués par le fait d'administrer des substances de nature à attenter à la vie d'autrui ». De son côté, dans un contexte certes fort différent mais particulièrement sensible, le Conseil d'État se prononcera le 20 juin à propos de M. Vincent Lambert. Les circonstances semblent donc réunies pour favoriser à nouveau l'expression de controverses relatives à une dépénalisation de l'euthanasie, deux ans après l'organisation par François Hollande d'une importante concertation nationale sur la fin de vie. Il conviendrait, pourtant, de ne plus se tromper de débat : les positions ont évolué à la suite de la consultation menée depuis 2012. Et l'urgence n'est certainement pas de s'enliser dans des disputations qui n'ont plus lieu d'être. Pour autant que l'on souhaite véritablement des avancées conformes aux valeurs promues par notre démocratie.

Faut-il, peut-on aller plus loin ?

Le 17 juillet 2012, peu de temps après son élection, François Hollande a souhaité une concertation nationale sur la fin de vie. Son propos : « Aborder le sujet le plus douloureux qui soit: le droit à mourir dans la dignité, j'allais dire à vivre dans la dignité, car c'est le droit de chacun de vivre pleinement sa vie.» Avec une sagesse qui a favorisé les échanges et les approfondissements indispensables, le président de la République s'est bien gardé d'engager, sans autre forme, une consultation publique portant sur l'euthanasie: «Faut-il, peut-on aller plus loin dans les cas exceptionnels où l'abstention thérapeutique ne suffit pas à soulager les patients aux prises avec une douleur irréversible et qui appelle un acte médical assumé au terme d'une décision partagée et réfléchie? Poser cette question, c'est ouvrir une perspective qui elle-même entraîne un débat. Et les questions sont multiples.» François Hollande s'est employé depuis, en différentes circonstances, à susciter la retenue et la rigueur indispensables aux évolutions qui pourraient s'avérer opportunes, pour autant qu'elles procèdent d'un consensus national réellement attentif aux valeurs engagées.

Depuis 2012, les instances les plus compétentes ont rendu publics des rapports et des avis solidement argumentés: tous concluent au devoir de prudence et à l'exigence de discernement dans un contexte de hautes vulnérabilités humaines et sociales. Les positions discordantes, favorables à une avancée législative relative à l'euthanasie, persistent encore, bien qu'affaiblies dans leurs affirmations par des propositions constructives profondément justifiées: leur application semble s'imposer désormais. Elles relèvent, notamment, de l'attention consacrée à l'accompagnement des personnes dans leur parcours de soin jusqu'au terme de leur vie, à l'humanité de l'accueil et à la justesse des pratiques dans des institutions compétentes pour assumer la globalité des missions qui leur reviennent, d'une prise en compte réelle de l'autodétermination de la personne malade à travers ses directives anticipées et la désignation d'une personne de confiance, d'une approche mieux instruite et concertée de la sédation en phase terminale, d'une autre pensée de la maladie et de la mort en société. Le suicide médicalement assisté est parfois évoqué, non sans faire apparaître les véritables obstacles pratiques dans sa mise en œuvre.

Au moment où certains doutent de notre démocratie, la concertation nationale sur la fin de vie atteste de la capacité de penser ensemble les enjeux humains et sociaux les plus sensibles, d'apprendre les uns des autres avec respect. Il ne saurait donc être question aujourd'hui d'accepter son instrumentalisation au prétexte du procès du docteur Nicolas Bonnemaison qui débute le 11 juin à la cour d'assises des Pyrénées-Atlantiques. Cela d'autant plus que quelques jours plus tard, le 20 juin, le Conseil d'État devra statuer, dans un contexte pourtant totalement différent, sur le devenir de M. Vincent Lambert en situation dite d'état pauci-relationnel ou alors végétatif constant à la suite d'un accident de la route.

S'élever au-dessus des clivages périmés

À l'encontre même des personnes directement concernées qui se refusent pourtant à devenir les propagandistes d'une cause qui n'est pas la leur, nous devrions, une fois encore, être contraints au jeu de postures, aux propos péremptoires, aux affirmations excessives, qui, convenons-en, ont pourtant perdu depuis des mois en crédibilité. Que l'exploitation de moments médiatiques significatifs relève de stratégies éprouvées depuis des années par les partisans en France d'une loi portant sur l'euthanasie apparaît comme une évidence. Qu'en juin 2014 nous ne parvenions pas à nous élever au-dessus de clivages périmés, pour éviter les vaines controverses qui acculent à l'immobilisme, serait préjudiciable à l'intérêt général. Cela constituerait même une erreur politique pour ceux qui n'ont pas encore compris que le débat non seulement mérite mieux mais pourrait mener aux quelques évolutions fondées et souhaitables. En témoigne l'accueil favorable réservé aux propositions faites à sa demande au chef de l'État, une parfaite compréhension également des réticences exprimées au regard d'une évolution législative dont on ne serait plus en capacité de maîtriser les conséquences.

Les circonstances ont permis d'aller plus avant encore dans la concertation nationale sur la fin de vie, en bénéficiant de surcroît de l'intervention inattendue, jusqu'à présent remarquable, du Conseil d'État. Dans sa décision du 14 février 2014 à propos de M. Vincent Lambert, il a en effet sollicité différentes instances ou personnes représentatives de la réflexion éthique afin d'être en mesure de préciser ce qui relevait d'une obstination déraisonnable et du maintien artificiel de la vie dans la loi du 22 avril 2005 relative aux droits des malades et à la fin de vie. Il convenait ainsi d'ajouter à la complexité d'approches, en aucun cas réductibles à des considérations générales ou compassionnelles, l'intelligence d'un questionnement supplémentaire. Cette initiative devrait, pour le moins, inciter à l'humilité dans nos décisions, y compris lorsqu'elles relèvent d'une procédure collégiale elle aussi estimée trop souvent aléatoire, dès lors que sont identifiées dans certaines pratiques des imprécisions, voire des carences, qui jusqu'alors n'inquiétaient que peu de personnes. En fait, jusqu'à présent, des décisions de limitations ou d'arrêts de thérapeutiques actives ont été prises sur des bases parfois approximatives, ou du moins qui auraient justifié des définitions rigoureuses et certainement davantage de transparence et de collégialité vraie avant de conclure. Tant d'équivoques ne peuvent qu'accentuer notre vigilance et notre réticence à l'égard de toute mesure hâtive, pour ne pas dire irrémédiable.

Les « observations » transmises au Conseil d'État par les différentes instances qu'il a saisies auront, c'est évident, un impact fort sur notre compréhension d'enjeux souvent oubliés ou négligés par ceux-là mêmes qui, à cet égard, assumaient jusqu'à présent la responsabilité du débat public. Elles font apparaître des aspects inédits dans une réflexion qui s'avérait encore par trop lacunaire, ce qui n'a pas empêché certains d'invoquer l'urgence à légiférer. Comme en témoigne, lui aussi, l'important *Guide sur le processus décisionnel relatif aux traitements médicaux dans les situations de fin de vie* proposé par le Conseil de l'Europe en mai 2014.

De telle sorte que, en ce mois de juin, l'opportunité me semble davantage relever d'une synthèse de la concertation nationale menée depuis 2012, et enrichie par les conclusions attendues du Conseil d'État (le Comité consultatif national d'éthique s'y investit actuellement), que d'une nouvelle montée en puissance de controverses que l'on ne saurait désormais plus comprendre. Il y a urgence à passer le cap des disputations d'hier dans lesquelles se complaisent ceux qui en font un prétexte à leur combat idéologique, une manière d'affirmer une autorité bien dérisoire, voire une posture éthique pourtant inconsistante. Car ce qui est attendu, et notamment des responsables politiques, c'est qu'ils puissent désormais engager une réflexion sur les conditions de vie au quotidien des personnes vulnérables dans la maladie grave ou le handicap lourd. Une fois encore, leurs si justes revendications à une sollicitude humaine et sociale dans le long cours de leur vie et celle de leurs proches deviennent inaudibles, et certains les considèrent même indignes, quand il n'est plus question publiquement que de déterminer les conditions de leur accompagnement dans la mort. C'est ce combat qu'il convient de mener au nom de notre démocratie et non celui, bien dépassé, du droit de mourir euthanasié, à la demande, anticipant l'échéance par scrupule de dignité.

Les circonstances sont réunies pour inventer et instaurer ensemble une autre approche de ce temps de la vie menée jusqu'à son terme, en société, respecté de tous. Il faut savoir désormais oublier les concepts et les mots qui nous détournent et nous exonèrent, sans plus véritablement convaincre, de nos obligations à l'égard des plus vulnérables parmi nous. C'est ce véritable courage qui est attendu dans les jours qui viennent.

11

Vincent Lambert : ce que signifierait la décision administrative d'interruption de sa vie

20 juin 2014

Dévoiement d'un principe de précaution

« Chaque décision de justice doit être mise à l'épreuve de l'intérêt général. » Cette forte affirmation, sur le site du Conseil d'État, pourrait faire écho au questionnement que pose avec une intelligence et une pertinence remarquables le Comité consultatif national d'éthique : « Comment prendre une décision irréversible en situation de profonde incertitude[1] ? » Le rapporteur public du Conseil d'État, Rémi Keller, a pour sa part tranché ce 20 juin : l'équipe médicale du CHU de Reims est en droit de réengager le processus d'interruption de l'alimentation et de l'hydratation de M. Vincent Lambert, jusqu'à ce que mort s'ensuive.

Il n'est pas encore l'heure de tirer les conséquences de ce que pourrait être la position des 17 juges du Conseil d'État qui auront à décider s'ils considèrent, comme le rapporteur public le fait aujourd'hui, que la vie de M. Vincent Lambert doit être abrégée sur décision administrative. Il semble quelque peu vain de revenir sur les

1. « Observations du CCNE à l'attention du Conseil d'État », CCNE, 5 mai 2014.

positions présentées par les instances éthiques[1] sollicitées par le Conseil d'État afin d'éclairer sa réflexion : toutes ont incité à la plus grande prudence dans l'approche si complexe des circonstances extrêmes de la vulnérabilité humaine. Les experts médecins désignés pour contribuer par leurs observations à une plus juste évaluation et compréhension de ce que vit M. Vincent Lambert, et donc des positions à adopter à son égard, témoignent, eux aussi, de l'exigence de retenue dès lors que l'existence d'une personne ne saurait se justifier ou se contester à l'aune d'une appréciation complexe de son état de conscience même dite « minimale ».

Toutefois, dans l'inventaire qu'on pourrait dresser, dès à présent, des controverses alimentées par un esprit partisan, instrumentalisant la réflexion éthique à des fins idéologiques, apparaît de toute évidence une forme de négligence, de renoncement, pour ne pas dire de violence au regard des vulnérabilités humaines qui défient nos certitudes et interpellent nos responsabilités politiques. Il s'agit là d'un signe de plus qui inquiète dès lors qu'il révèle, lui aussi, une conception délétère des valeurs que porte une certaine idée de la démocratie. Déjà les proches de personnes malades ou handicapées, des professionnels se demandent douloureusement de quelle manière sera compris, après une telle sentence, leur engagement profond auprès de personnes ainsi en situation de surexposition à de nouvelles mises en cause. Celles-là mêmes, alors qu'elles vivent déjà une précarité existentielle qui les incite parfois à douter de tout, sont de surcroît menacées, dans leur existence, par des disputations et des jugements parfois sommaires auxquels on ne survit pas. Ces controverses, qui semblent dévoyer un principe de précaution

1. Académie nationale de médecine, Comité consultatif national d'éthique, Ordre national des médecins.

appliqué sans autre forme à la gestion administrative d'une décision de fin de vie, dénaturent progressivement l'image même de la personne humaine, abolissent ces expressions de la sollicitude et de la solidarité qui constituent le fondement du respect de l'autre et du vivre-ensemble. Qu'en est-il du sens même de l'exercice d'une responsabilité préoccupée, avant toute autre considération plus immédiate, de la minutie du dispositif mis en œuvre pour abréger l'existence d'une personne lourdement handicapée ? Cela, dans des circonstances aussi incertaines, voire énigmatiques, réfractaires en fait à toute conclusion probante, telles celles qui sont publiquement discutées à propos de M. Vincent Lambert.

Le juridiquement correct

Je ne suis pas de ceux qui mettent en cause une décision de justice et je limite donc mon expression publique à en évaluer les conséquences possibles. D'une certaine manière, comme pour d'autres circonstances fortement médiatisées et ramenées au débat sur « le droit de mourir dans la dignité », le grand absent est M. Vincent Lambert dont, de fait, on ignorera tout de ce qu'aurait été son aspiration profonde s'il avait pu la faire connaître et reconnaître. Au-delà de sa personne et de ses proches auxquels je tiens à exprimer ma sollicitude, d'autres éprouveront la décision du Conseil d'État – si elle est confirmée dans le sens de l'argumentation présentée par son rapporteur public – comme une insulte à l'égard de la relation qu'ils maintiennent, au nom de valeurs respectables, avec une personne y compris entravée dans ses capacités relationnelles. Il sera demain plus délicat encore de faire valoir la signification d'approches humaines, sensibles au quotidien d'existences malades fragiles, démunies de toute capacité d'exprimer la moindre revendication, ainsi affaiblies dans ce qui légitime leur engagement par une décision qui fera non seulement jurisprudence mais sera transposée à d'autres circonstances pourtant totalement différentes.

Alors que la notion d'obstination déraisonnable a fait l'objet de tant de controverses ces derniers mois, j'ose penser qu'elle permet parfois de mieux comprendre certaines argumentations, bien discutables sur le fond, développées dans des domaines autres que le seul champ des pratiques médicales. J'en tire une conclusion qui m'apparaît évidente à l'instant présent: il faut en finir avec la loi du 22 avril 2005 relative aux droits des malades et à la fin de vie. Dès lors qu'elle peut s'appliquer, dans les conditions que l'on sait, à des personnes handicapées qui ne sont pas en fin de vie, c'est à la fois sa forme et son fond qui ont perdu leur pertinence, et plus encore leur justification. La concertation nationale sur la fin de vie décidée par le président de la République en juillet 2012 devrait désormais se fixer comme objectif non pas d'aménager la loi qui a démontré ces derniers temps non seulement ses limites mais désormais ses paradoxes, mais d'apporter, dans un nouvel appareil législatif, un cadre juridique repensé et peut-être inspiré par ce qui serait considéré comme juridiquement correct. Pendant des années, j'ai été de ceux qui défendaient les valeurs et les principes rappelés dans cette loi qui, force est de le constater, peuvent être mis en cause selon des arguments ou des arguties juridiques tels que les présente le rapporteur public du Conseil d'État. Il nous faut maintenant clarifier les positions, nous ne pouvons plus nous satisfaire des disputations de tribune ou des postures médiatisées. François Hollande a tenu depuis 2012 un discours de prudence. Il est conforté par la grande qualité des réflexions présentées par les compétences éthiques associées à la concertation nationale mais également par tant d'autres positions exprimées ces derniers mois. Les conditions sont réunies pour affirmer dans un texte de loi que les droits des malades en fin de vie sont aussi respectables que les droits des autres patients exposés aux circonstances redoutables et si douloureuses d'une existence qui en appelle à davantage de sollicitude, et peut-être à moins de compassion factice. En fait, ne conviendrait-il pas de rédiger un texte de loi qui prolonge et enrichisse la loi du 4 mars 2002 relative aux droits des malades et à la qualité du système de santé ? De telle sorte qu'on puisse éviter, une fois pour toutes, de ramener à des procédures d'exception les quelques circonstances extrêmes et complexes de fin de vie qui à elles seules, comme on l'estime, justifieraient de repenser nos principes démocratiques.

Voilà quelques considérations susceptibles de contribuer, dès à présent, aux travaux de la mission parlementaire qui nous est annoncée pour déterminer une nouvelle approche législative de la fin de vie.

12

Intéressons-nous aux soins prodigués à Vincent Lambert

25 juin 2014

État de grande fragilité

Dans un avis du 26 octobre 2006, le Comité consultatif national d'éthique affirmait : « On ne peut faire l'économie de la dignité humaine, à moins d'accepter et d'assumer l'indignité. » Quelques années plus tôt, le 24 février 1986, cette même instance, peu discutable dans la pertinence des positions qu'elle rend publiques, rappelait à un médecin qui les considérait comme « des intermédiaires entre l'animal et l'homme » que les personnes malades en état végétatif chronique « sont des êtres humains qui ont d'autant plus droit au respect dû à la personne humaine qu'ils se trouvent en état de grande fragilité ».

La décision rendue par le Conseil d'État mardi 24 juin 2014 est pesée, pondérée et circonstanciée. Elle procède d'une expertise médicale assortie d'un examen approfondi des points déterminants de la loi du 22 avril 2005 relative aux droits des malades et à la fin de vie. Pourtant, d'emblée, des interprétations en sont tirées pour expliquer, de manière péremptoire, que ces conclusions juridiques feront désormais jurisprudence et pourront être transposées à d'autres circonstances estimées analogues.

Les observateurs feront apparaître plus tard les significations profondes de ce qui s'est joué hier sur la scène publique avec, il convient de l'admettre, une certaine indécence. À juste titre, le président de la République avait souhaité, le 17 juillet 2012, une concertation nationale sur la fin de vie, susceptible de favoriser un débat serein et de parvenir, ensemble, à un consensus juste. Les différentes compétences impliquées, à la demande de François Hollande, dans une réflexion ouverte, attentionnée et sage avaient, semble-t-il, apaisé les controverses et permettaient d'envisager sans *a priori* dogmatique les quelques évolutions indispensables dans un domaine à la fois intime et complexe. Il n'est pas dit que l'instrumentalisation de circonstances humaines douloureuses à Reims ou à Pau ne contribue pas à un point de rupture de cette pédagogie de la responsabilité voulue par le chef de l'État, et n'incite pas aux dérives dont certains consentent, volontairement ou non, à être les cautions.

Je n'ai aucune légitimité à mettre en cause les compétences impliquées dans la chaîne décisionnelle médicale qui, de fait, impose la contention, pour ne pas dire l'enfermement, à une personne dont l'existence tient aujourd'hui au fil d'une décision administrative. Apparemment, les modalités pratiques du processus d'interruption de son alimentation et de son hydratation émeuvent davantage que ses conditions de vie actuelles : certains les assimilent à une forme de maltraitance.

Je n'ai aucune légitimité à contester l'interprétation, pour le moins discutable, que le parlementaire auteur de la loi relative aux droits des malades et à la fin de vie a développée hier après-midi sur BFM lorsque je me suis autorisé à lui demander s'il ne convenait pas de modifier le titre même de la loi, dès lors qu'elle peut s'appliquer à des personnes qui, de fait, ne sont pas en fin de vie. La loi, selon lui, concerne les malades *et* la fin de vie, et non les malades *en* fin de vie, distinction aussi subtile et convaincante que celle qu'il a établie pendant des années entre *faire mourir* et *laisser mourir*. De telles confusions contribuent à bien des ambivalences constatées sur le terrain du soin, avec des conséquences extrêmes ces derniers jours dans les enceintes judiciaires. Ce même parlementaire, chargé, à nouveau, d'une mission d'évaluation et d'adaptation de *sa* loi, expliquait dans la foulée que lorsque la personne, dans l'incapacité de le faire valoir, aurait exprimé oralement un choix concernant son refus d'une obstination déraisonnable, il est incontestablement recevable. De même, en référence à l'actualité, il soutient que la famille n'a pas à être directement impliquée dans une prise de décision qui relève, avant toute autre considération, de la collégialité médicale. On comprend mal dès lors son attachement aux directives anticipées, au rôle de la personne de confiance et à la reconnaissance de l'intérêt supérieur du malade, qui peut, en certaines circonstances, être mieux reconnue en tenant compte du témoignage de ses proches (ce qui est du reste le cas s'agissant par exemple des prélèvements d'organes). Que ce parlementaire puisse interpréter la loi relève peut-être d'une autorité qui ne se conteste plus. Le Code de la santé publique est toutefois rédigé en des termes sans équivoque: «Lorsqu'une personne, en phase avancée ou terminale d'une affection grave et incurable, quelle qu'en soit la cause, est hors d'état d'exprimer sa volonté, le médecin peut décider de limiter ou d'arrêter un traitement inutile, disproportionné ou n'ayant d'autre objet que la seule prolongation artificielle de la vie de cette personne, après avoir respecté la procédure collégiale définie par le code de déontologie médicale et consulté la personne de confiance visée à l'article L. 1111-6, la famille ou, à défaut, un de ses proches et, le cas échéant, les directives anticipées de la personne. Sa décision, motivée, est inscrite dans le dossier médical. » Le même article 9 de la loi du 22 avril 2005 relative aux droits des malades et à la fin de vie confirme qu'elle concerne explicitement la personne *en* fin de vie, puisqu'on évoque la notion (certes elle-même discutable) de « mourant » : « [...] Le médecin sauvegarde la dignité du mourant et assure la qualité de sa fin de vie en dispensant les soins visés à l'article L. 1110-10. » Au cours des auditions que ce parlementaire ne manquera pas d'organiser dans les prochains mois, il pourrait être intéressant que soient approfondies la notion de fin de vie et sa transposition aux personnes dans l'incapacité, à un moment donné, d'exprimer avec discernement leur préférence. Qu'en sera-t-il, par exemple, de la prise en compte des droits de la personne en phase évoluée d'une maladie neurologique dégénérative ?

La dignité de son existence ne saurait lui être confisquée

Je n'ai pas plus de légitimité, enfin, à évoquer le sentiment de violence éprouvé par des personnes malades, lourdement handicapées ou leurs proches. Menacées dans leurs droits et dans leurs choix par des positions péremptoires qui en appellent à l'urgence de décisions politiques favorables à une gestion administrative de la fin de vie, elles s'inquiètent qu'une même préoccupation ne concerne pas l'existence au quotidien de personnes davantage en demande d'une solidarité dans la vie que d'une mort compassionnelle. Il importe qu'au plus vite des clarifications permettent de résister à cette tentation d'une « solution idéale » qui, on le sait, n'est concevable que dans une approche infiniment respectueuse de la personne, insoumise aux idéologies, aux arbitraires ou à l'esprit de renoncement.

Notre démocratie ne peut pas se permettre la défaite d'une abdication là où ses valeurs essentielles sont engagées. C'est du reste à un cheminement dans la dignité et le courage que nous invitait François Hollande en juillet 2012. Pour ma part, c'est celui que je poursuis depuis lors, sans concession mais avec pour souci le bien commun.

Ma seule légitimité, peut-être, tient à ma conception de l'idée de fraternité telle qu'elle est exprimée dans notre devise républicaine. Je ne saurais davantage comprendre et admettre qu'une personne vulnérable, handicapée comme on le sait, confiée aux soins d'une équipe médicale, demeure plus longtemps l'otage de controverses et de disputations administratives. Si l'*attente* se poursuit désormais, sa vie étant suspendue pour partie à la décision de la Cour européenne des droits de l'homme, la dignité de son existence ne saurait lui être confisquée. Il m'apparaît indispensable que toute la clarté soit faite sur la dignité des soins qui lui sont prodigués dans un contexte profondément respectueux et attentif à son seul intérêt. Notre obligation à l'égard de M. Vincent Lambert tient à l'exigence de fraternité. « La dignité humaine, les droits de l'homme et les libertés fondamentales doivent être pleinement respectés. » La Déclaration universelle sur la bioéthique et les droits de l'homme (Unesco, 19 octobre 2005) pose en des termes sans équivoque ce que sont nos responsabilités immédiates auprès de lui et de ceux qui sont nos proches en humanité.

13

Agonie d'une loi ?

27 juin 2014

Confisquer la parole publique

Deux parlementaires[1] ont pour mission de proposer au Premier ministre, avant le 1er décembre 2014, un texte de loi visant à « assurer le développement de la médecine palliative, mieux organiser le recueil et la prise en compte des directives anticipées, définir les conditions et les circonstances précises dans lesquelles l'apaisement des souffrances peut conduire à abréger la vie dans le respect de l'autonomie de la personne ».

Si, de manière désormais évidente, les positions se sont précisées ces derniers mois pour convenir de la nécessité d'avancées et surtout d'encore plus de justesse et d'attention portée à la personne malade dans le processus décisionnel, c'est tout d'abord parce que la réflexion, qui doit se conclure par une décision dont le soin est confié aux politiques, n'a plus été considérée comme relevant de la seule compétence des spécialistes. Notre société, dans la diversité de ses composantes, se l'est appropriée, soulevant avec lucidité et courage des questions qui s'imposent à tous. Cette exigence ne doit donc pas être déçue par des considérations essentiellement idéologiques, voire

1. Alain Claeys, Jean Leonetti.

partisanes. Il convient, avant toute autre considération, d'affirmer sans plus d'ambiguïté les principes à préserver et les aspirations à respecter, de renoncer aux positions extrêmes, aux revendications incantatoires ou aux postures indécentes. Notre représentation nationale saura, je l'espère, comprendre ce à quoi aspire notre société : elle s'est dite rétive à toute forme de systématisme, à la médicalisation outrancière de la fin de vie, à la transposition d'un modèle unique de pensée qui anéantirait l'impératif du discernement et la responsabilité d'une prise de décision assumée ensemble. La tentation est évidente de vouloir, une fois encore, confisquer l'expression de cette intelligence collective sollicitée par François Hollande le 17 juillet 2012 : l'expression d'une parole attentive au bien commun, insoumise aux simplifications, responsable et solidaire, comme il convient de l'être lorsque nos devoirs d'humanité en appellent aux plus hautes valeurs de la démocratie.

Un constat s'impose toutefois aujourd'hui, lourd de conséquences et de menaces diffuses. Lancée avec prudence et humanité par le président de la République en juillet 2012 dans une structure dédiée aux soins palliatifs à Rueil-Malmaison, la concertation nationale sur la fin de vie s'est achevée le 25 juin 2014 à Pau, dans l'enceinte d'une cour d'assises, sous les ovations du public. En son âme et conscience, un jury populaire a en effet estimé qu'un médecin était fondé à décider, solitairement et en recourant à des méthodes pourtant contraires aux bonnes pratiques professionnelles, de l'euthanasie de sept personnes. L'exception d'euthanasie proposée ces derniers mois, tant par le Conseil national de l'ordre des médecins « par devoir d'humanité » sous la forme d'une « sédation terminale » (8 février 2013) que par le jury citoyen constitué par le Comité consultatif national d'éthique (le 16 décembre 2013), semble avoir pris le pas sur les principes érigés par la loi du 22 avril 2005 relative aux droits des malades et à la fin de vie. À l'affût d'une opportunité qui donne enfin libre cours à la volonté d'en finir avec une loi selon eux trop restrictive ou liberticide pour avoir leur faveur, des responsables politiques, y compris membres du gouvernement, ont proclamé sur-le-champ que « le changement, c'est maintenant ». Ainsi, renonçant désormais à toute « obstination déraisonnable », prétextant un consensus de façade qui interroge et inquiète, nous voilà témoins compassionnels de l'agonie méticuleusement organisée d'une loi pourtant votée à l'unanimité en 2005.

Aujourd'hui, il n'est plus temps de procéder à la révision de la loi du 22 avril 2005 relative aux droits des malades et à la fin de vie, de déplorer la défaite d'une approche en justesse et en humanité saccagée pied à pied au nom d'une conception individualiste et dévoyée du principe d'autonomie. À Pau, le verdict d'un médecin acquitté pour avoir anticipé la pratique systématisée d'euthanasies dites d'exception constitue le dernier acte d'une démarche pourtant profondément justifiée[1] : en dépit des affirmations les plus contestables à cet égard, cette loi a progressivement transformé la culture soignante, contribuant à cette nécessaire et délicate pédagogie de la responsabilité partagée. Elle a démontré que, au plus près des réalités humaines souvent douloureuses vécues sur le terrain du soin, la phase terminale d'une existence ne saurait se satisfaire de procédures, si minutieuses et méthodiques soient-elles. Il y faut infiniment de respect, de prudence, d'inquiétude et de discernement. Il serait vain de penser, en détaillant avec minutie des dispositifs acceptables et applicables, que la gestion administrative de la fin de vie « jusqu'à ce que mort s'ensuive » permettra d'éviter tout dilemme et contribuera

1. Le 2 juillet 2014, le parquet général de Pau a décidé de faire appel de l'acquittement de Nicolas Bonnemaison.

à la sérénité. Qu'en est-il en pratique du modèle de dépénalisation de l'euthanasie exhibé comme la référence dont la France devrait s'inspirer par esprit de modernité ?

« Le changement, c'est maintenant »

Il semble évident que la réflexion présente ne saurait se limiter à l'exploration des modalités de limitation et d'arrêt des traitements actifs, à la sémantique des sédations en phase terminale ou euthanasique, au recours ou non au suicide médicalement assisté, à la banalisation de la rédaction de directives anticipées opposables et renforcées par la désignation d'une personne de confiance. La sédation terminale de la loi du 22 avril 2005 relative aux droits des malades et à la fin de vie, réfute les quelques repères posés hier par le législateur comme des modes d'encadrement fiables. Ce serait du reste se satisfaire de manière illusoire de dispositions dont la pertinence tient, avant toute autre considération, à la qualité d'un environnement humain, social et médical susceptible d'anticiper et d'accompagner, avec mesure et discernement, une décision souvent complexe et incertaine. En tenant compte des valeurs, des préférences et des attachements propres à la personne. Ce temps d'élaboration compris comme une approche favorable à une relation de confiance aboutit peu à peu à l'émergence d'une position partagée qui, on le sait toutefois d'expérience, peut évoluer à tout moment.

N'évitons pas, dans la précipitation d'une pulsion compassionnelle ou d'un recours forcené à un consensus bien illusoire face aux détresses humaines d'une vie parfois saccagée par la maladie incurable ou le handicap sévère, de nous soumettre à l'examen scrupuleux et prudent de la complexité des circonstances. Car, dans le contexte actuel, rien n'indique que notre démocratie gagnerait à renoncer, par dévoiement du principe de solidarité, confort intellectuel, esprit partisan ou accommodements suspects, à une loi ou une jurisprudence d'exception.

Il ne saurait donc être aujourd'hui envisageable d'engager ce processus législatif sans avoir le courage d'affronter, en évitant l'amalgame ou le réductionnisme, ce long temps de la maladie chronique ou du handicap lourd qui ne peut être assimilé d'emblée à la phase ultime d'une existence. Sans quoi, une forme dévoyée du principe de précaution pourrait être appliquée, sans plus de discernement, aux personnes dont, *a priori* et selon les critères induits par la loi, on estimerait la réanimation, voire la survie non justifiées. S'il est possible d'affirmer, comme d'aucuns le prétendent aujourd'hui, que certaines existences ne sont plus des vies (voire plus dignes d'être vécues), cela imposerait pour le moins qu'il en soit débattu publiquement, et que l'on interroge les conséquences de tels arguments ou de tels choix du point de l'inconditionnel respect des droits de l'homme. On ne saurait admettre plus longtemps les dérives pernicieuses de controverses délétères ou de sentences équivoques, même s'il devient désormais inconvenant d'en dénoncer à contre-courant les relents de barbarie.

Il convient désormais de nous libérer de controverses et de stratégies qui obscurcissent les repères indispensables à la cohésion d'une société rassemblée autour de valeurs d'humanité et de solidarité. Dans le contexte politique présent où l'impuissance à déterminer des choix justes accentue les vulnérabilités et interroge nos démocraties, rappeler les principes inconditionnels et affirmer comme une urgence notre préoccupation à l'égard des personnes éprouvées par la maladie, le handicap, la dépendance, les solitudes et les détresses sociales représente une perspective susceptible d'unir au-delà des clivages idéologiques. De tels enjeux doivent éclairer nos décisions et plus encore inspirer nos engagements. Nous ne nous reconnaîtrons jamais dans une société qui abdique face à ses devoirs d'humanité, qui estimerait préférable de renoncer à respecter les personnes dans leur droit de vivre leur existence avec nous, au cœur de la cité, jusqu'à son terme, sans qu'elles soient mises en causes et entravées, de surcroît, par des polémiques trop souvent indécentes. Ces personnes ne sont-elles pas dignes d'une considération et d'un soutien d'autant plus forts que le sens et la qualité de leur existence dépendent pour beaucoup du regard que l'on porte sur elles, de notre sollicitude, de nos soins, des compétences et des moyens que nous mobilisons pour demeurer présents auprès d'elles et de leurs proches : bienveillants et sans porter sur leur condition existentielle des jugements péremptoires suggérant des décisions définitives. C'est la responsabilité qui nous est confiée, celle dont nous sommes personnellement garants : il nous faut en assumer la signification et ne pas trahir à force d'abdications les valeurs conquises pour vivre ensemble la liberté.

Certains parmi nous ont donné, sous les acclamations du public et en se complaisant d'un verdict de mort, le signal politique d'un « changement maintenant ». Est-ce ainsi, légalement, que l'on en finira avec la mort et que l'on renoncera à nos responsabilités ?

Conclusion

Le droit de mourir en humanité

« Le sage – disait-il – est celui qui a gravi tous les degrés de la tolérance et découvert que la fraternité a un regard et l'hospitalité, une main[1]*. »*

Edmond Jabès

« Faut-il, peut-on aller plus loin dans les cas exceptionnels où l'abstention thérapeutique ne suffit pas à soulager les patients aux prises avec une douleur irréversible et qui appelle un acte médical assumé au terme d'une décision partagée et réfléchie ? Poser cette question, c'est ouvrir une perspective qui elle-même entraîne un débat. Et les questions sont multiples : À quel moment l'issue peut-elle être considérée comme fatale ? Comment évaluer le caractère insupportable d'une douleur ? Comment recueillir le consentement d'un patient ? Et s'il ne peut être obtenu, sur quel autre fondement peut-on prendre cette décision ? Le débat mérite d'être engagé. Il doit se faire dans l'apaisement, en refusant les caricatures, les polémiques et les batailles. C'est un débat noble et digne[2]. »

1. Edmond Jabès, *Le Livre de l'Hospitalité*, Gallimard, Paris, 1991.
2. François Hollande, président de la République, maison Notre-Dame-du-Lac, Rueil-Malmaison, 17 juillet 2012.

Je me suis efforcé dans cet ouvrage de répondre, de mon point de vue, à ces questions déterminantes que François Hollande a souhaité approfondir dans le cadre d'une concertation nationale. Deux ans, jour pour jour, après l'annonce de ce débat de société, au moment où je rédige cette conclusion, le président de la République dispose d'analyses et de propositions présentées par les instances nationales compétentes. En décembre 2014, outre la synthèse de ces réflexions établie par le Comité consultatif national d'éthique, un rapport parlementaire devrait préciser les orientations attendues d'une évolution de la législation relative aux droits des malades et à la fin de vie.

Je suis trop respectueux de notre représentation nationale pour développer plus avant une position qui s'exprime toutefois en filigrane dans les pages de cet ouvrage. Du reste, si je n'avais qu'à émettre une suggestion, ce serait de ne pas rédiger un nouveau texte spécifiquement consacré aux circonstances de la fin de vie. Il me semblerait à tant d'égards préférable d'éviter, là également, l'exception d'une loi qui, en fait, devrait s'intégrer au dispositif général des droits de la personne malade tels qu'ils sont pour partie affirmés dans la loi du 4 mars 2002 relative aux droits des malades et à la qualité du système de santé.

Il nous faut pouvoir nous consoler de l'existence sans considérer que le dernier devoir consiste à congédier la vie en l'abrégeant. Cette dernière élégance de l'esprit confère à l'achèvement une signification encore humaine, avec la certitude que demeurera indemne la trace de ce que l'on a été. Nos obligations à l'égard de la vie subsistent, y compris lorsqu'on la quitte. Elles s'expriment dans la politesse des adieux et la dignité des actes ultimes de notre existence: ceux qui permettront d'atténuer la douleur de la séparation, et aux survivants de renouer avec la vie en conservant de nous une mémoire vivante. Il ne s'agit donc pas tant de mourir dans la dignité que de vivre dignement et respecté, en dépit de l'imminence d'une échéance.

La dignité humaine exige de notre part une réflexion intègre et courageuse : elle se refuse aux complaisances de la compassion. Il importe de réhabiliter et de restaurer une relation de confiance, alors que le soupçon s'insinue de manière délétère dans les espaces du soin, accentuant les vulnérabilités. Il convient de repenser la fin de vie et la mort également en dehors des institutions de soins, d'accueillir nos mourants en société, dans la quiétude d'une hospitalité et d'une sollicitude qu'on leur doit. D'autres formes de solidarités doivent être inventées afin d'assumer un tel défi. C'est à cette condition que la sérénité, la décence, la pudeur et la compétence permettront à chacun de vivre sa destinée dignement jusqu'à son terme.

S'il est en ce domaine un droit, n'est-il pas celui de mourir en humanité ?

Si, comme certains le prétendent, il importe de conjurer la mort ou de la braver dans un ultime sursaut d'autonomie, rien ne justifie qu'il soit nécessaire d'en appeler à des évolutions de la loi du 22 avril 2005 relative aux droits des malades et à la fin de vie, au point d'y inscrire la dépénalisation de l'euthanasie. Car contrairement à ce qui est avancé, notre pays a su déterminer de manière exemplaire les principes d'une approche digne des situations humaines les plus délicates en fin de vie.

Au nom de l'idée de démocratie, des valeurs qu'elle porte et que nous tentons de préserver, j'estime que le combat mérite d'être poursuivi. Non pas contre l'euthanasie mais pour reconnaître, sans la contester, la dignité d'une existence vécue jusqu'à son terme. Il conviendrait en fait d'être plus attentif à la complexité de ce qu'expriment les personnes sollicitant de notre part un suicide médicalement assisté, voire une euthanasie. Ne nous demandent-elles pas d'abord si nous leur reconnaissons toujours une place parmi nous, et si nous sommes encore disposés à leur témoigner considération, respect et solidarité sociale ? Ce que, dans trop de circonstances, nous leur contestons.

La liberté de choix entre assistance médicalisée (ou médico-légale) à la mort et accompagnement palliatif en fin de vie constituera peut-être prochainement, dans son équilibre et sa mesure, le « modèle à la française » conciliant le souci d'autonomie, les valeurs libérales, avec le respect de quelques formes et la subsistance d'une certaine conception de la dignité. « Faut-il aller si loin ? »

> *« S'agissant des problèmes que vous évoquez [l'euthanasie], ma position fondamentale, bien connue, est simple et catégorique : le droit à la vie est le premier des droits de tout être humain – c'est le fondement contemporain de l'abolition de la peine de mort – et je ne saurais en aucune manière me départir de ce principe. Tout être humain a droit au respect de sa vie, y compris de la part de l'État, surtout en démocratie. [...] Je ne défends pas du tout une vision stoïcienne ou extrêmement religieuse, selon laquelle la souffrance fait partie de la condition humaine et qu'il y a lieu d'accepter la souffrance jusqu'au bout ! Tel n'est pas du tout mon état d'esprit. En revanche, je soutiendrai toujours que la vie d'autrui n'est à la disposition de personne[1]. »*
>
> Robert Badinter

---

1. Robert Badinter, mission d'évaluation de la loi relative aux droits des malades et à la fin de vie (audition), Assemblée nationale, 16 septembre 2008.

Postface

Ne plus être que souffrance[1] !

En résonance avec l'exergue de ce livre où s'exprime, dans la nudité de paroles échangées, la désespérance d'une survie dans un service de long séjour, cette postface reprend les témoignages croisés d'une expérience de l'exil et de la souffrance éprouvée face à la maladie évolutive et au handicap. Les derniers mots sont ainsi ceux qui expriment, avec tant de justesse et de gravité, la difficulté de maintenir une force de vie et l'envie, malgré tout, de ne pas abdiquer. Comme si vivre avec si peu prend une signification d'autant plus essentielle que l'on sait la précarité d'une existence dont le temps nous est compté. C'est dire l'hommage que je rends à ces personnes malades engagées solidairement dans un combat de vie, au nom d'une conception exigeante des valeurs de dignité, de liberté et de fraternité.

Un lent prélude à la mort annoncée

Patrick est un jeune homme de 30 ans ; Christine a 23 ans. Atteints de sclérose en plaques, leur handicap est lourd et le mal s'aggrave par crises douloureuses. Naguère,

1. Extrait de mon carnet de notes, octobre 1988.

ils étaient valides, puis soudain leur horizon ne fut plus qu'une maladie détruisant, un à un, les possibles de leur existence.

Patrick et Christine, comme tant d'autres, ne peuvent inventer et entretenir l'espoir ou le projet d'une guérison. Seul celui d'une certaine « qualité » de l'existence reste à leur portée : acquérir une place parmi les autres. En tout cas, continuer d'exister comme un être à part entière, responsable de ses choix, assumant sa souffrance comme sa vie. Quelle qu'elle soit. Luttant contre la maladie avec sa propre volonté. Ou cessant de lutter par sa propre volonté.

Mais il faut d'abord se dresser contre un quotidien qui peut être, pour toutes sortes de bonnes et de mauvaises raisons, un enfermement plus grand encore que celui du corps. Il leur faut échapper à un monde qui se rétracte comme un muscle paralysé et qui n'est alors qu'un lent prélude à la mort annoncée. Et il faut que les « autres » accordent de l'humanité. Qu'eux aussi, ils n'abandonnent pas.

Le handicap sévère enferme la personne, la sépare, la limite. Il sollicite d'autres réponses que l'existence en institutions spécialisées ou à domicile, même si quelques proches demeurent présents. Nous ne savons pas penser l'autre dans sa différence et son besoin profond, ignorant l'expression d'une attention simple qui témoigne d'un accueil, d'un partage : de notre hospitalité.

Patrick dévoile ce qu'il éprouve :

« Je ne suis pas grand-chose... Le dire, c'est déjà ouvrir un peu mon cœur. À cause de la maladie, mes facultés diminuent. Je ne sais pas où je vais me retrouver. Si je cherche à savoir qui je suis, je dois bien me comparer aux autres. Alors je regarde autour de moi, et là, la comparaison n'est pas en ma faveur ! »

« Les gens ne nous accordent souvent que de la pitié, dit Christine. C'est ce que je ressens. Pourtant, je suis une fille qui aime la vie ! J'aurais tellement aimé avoir une existence normale. Mais à 15 ans, un jour où je devais partir avec ma mère en vacances en Allemagne, juste avant le départ, comme ça, d'un coup, j'ai eu ma première crise avec une paralysie des yeux. Après deux mois passés à l'hôpital de la Pitié-Salpêtrière (AP-HP), j'ai appris que j'avais une sclérose en plaques. Je pouvais encore très bien marcher. Mais ensuite, cela n'a plus été possible. Puis il y a eu les mains. Maintenant, je suis immobile, là. »

« Dès le début de ma maladie, tout a été dur, reprend Patrick. Ça a commencé quand j'avais 20 ans. Mes copains vivaient leur vie normale et moi, tout d'un coup... À 20 ans, c'est très dur. J'ai été abandonné. Et puis aussi, de moi-même, j'ai laissé tomber des relations. Je me suis enfermé dans la ferme de mes parents, dans les Ardennes... »

Itinéraire trop ordinaire dans la maladie qui prend, dès le début, la forme d'une déroute. Succession imparable d'observations à distance, comme si, déjà, il ne pouvait plus être réellement question de soi. Marqué par le handicap au plus profond de l'existence, il ne semble plus être possible que de se vivre autrement, différent, incohérent, hors d'une normalité qui justifie et rend possible une part de vie incontestée. Tout est « fini » avant même d'avoir débuté ou de s'être autorisé de le tenter.

Patrick poursuit :

« Dans un premier temps, j'ai étudié, je me suis intéressé à l'électronique. Jusqu'au moment où j'ai compris que tout était fini. Devenir handicapé, c'est ça. Tu te sens progressivement coupé des autres. Même avec tes proches. Une muraille se dresse autour de toi. Les gens n'arrivent plus à te comprendre. Et plus grand-chose n'a de valeur, la vie se vide. »

Vivre avec si peu

« Plus la souffrance est grande, plus on est seul. » Patrick exprime que la souffrance est d'autant plus inacceptable qu'on l'éprouve dans l'abandon, un isolement absolu, sans bénéficier de la moindre « réponse » ou d'un simple écho. Impuissance ou indifférence à approcher l'autre quand il ne supporte plus de ne plus être « que souffrance ». Comment rétablir un lien qui puisse faire sens, renouer avec un « possible » d'autant moins incertain qu'on ne sera plus seul pour l'envisager, l'assumer ? L'autre nous confirme, nous conforte dans un engagement que l'on sait, du fait d'une expérience intense, incertain et précaire.

Les « souffrants » dans la maladie, le handicap, l'évitement ou le rejet social, s'efforcent de partager ensemble ce que d'autres refusent de considérer comme relevant de leur devoir de sollicitude ou de fraternité. Communauté surprenante dans ses solidarités et ses générosités que l'on découvre dans l'intimité de l'existence. Avec des mots et des gestes puisés au plus profond de ce qu'ils sont, ils s'échangent des signes d'espérance, de réassurance mutuelle, d'autant plus justes que s'y révèlent leurs vérités.

« Au début, je voulais me suicider. Je me disais qu'une vie comme ça, ce n'était pas pour moi... Je me sentais mise à l'écart des gens normaux. J'ai perdu tous mes copains, mes copines. J'étais tellement révoltée par cette maladie ! »

« Un valide vit sa vie, il est libre, il a des projets, des envies et il essaie de les atteindre. Moi, tout ce que je peux faire, c'est me demander si je vais arriver jusqu'à cette porte sans tomber, si je vais être capable d'attraper ce verre sans le renverser ! On se raccourcit de tous les côtés. Voilà ce qui se passe. On se recroqueville. Tout est trop grand pour nous. Notre espace, ce n'est plus qu'une peau de chagrin, un petit espace rabougri et démoralisant. Vraiment démoralisant ! »

« Pourtant, on est bien obligés d'accepter... Mais c'est tellement pénible. En deux ans, la maladie a tellement évolué ! C'est vraiment une maladie pourrie. Il y a des attaques du mal qui sont parfois si violentes ! »

« La difficulté, poursuit Patrick, ce qui se rajoute à tout, c'est la solitude. Ce qu'on apprend, c'est que plus la souffrance est grande, plus on est seul. Totalement seul. J'ai eu envie de me suicider. J'ai bricolé un revolver d'alarme... Et puis tout se fait et se défait drôlement. Quelque chose de l'extérieur va nous aider et on ne le sait pas. Un jour, j'ai reçu le petit journal d'un mouvement politique. On y lisait des études sur la culture, la politique, la religion... Tout ce qui est spirituel a toujours eu une grande importance pour moi. Et voilà que ce journal tout simple a fait l'effet d'un flash. Je me suis intéressé à ce que je lisais. Peut-être que sans la maladie, je ne lui aurais pas accordé un regard, mais là il y avait des questions et des problèmes qui ne concernaient pas que les autres. La vie en général, celle de tout le monde, me donnait une place. Et j'ai refait surface par ce biais-là. En fait, j'étais trop vidé, trop abattu pour prendre l'initiative, il fallait que quelque chose de l'extérieur me secoue. »

« Je n'ai pas beaucoup de gens autour de moi, reprend Christine. Même ma sœur ne vient plus me voir. Je n'ai plus que ma mère... Pour moi, ce n'est pas une mère, c'est vraiment une copine. La maladie nous enferme, c'est vrai. La maladie, puis la solitude qui l'accompagne. La solitude, la mise à l'écart, c'est plus intense que la souffrance. Le plus dur, en fait, c'est d'être dans un foyer où il n'y a que des handicapés et des malades. On ne peut plus communiquer avec ceux qui mènent une vie normale. Si on laisse faire, on ne sait même plus à quoi ressemble le monde extérieur. Pourtant, on est là. On pense, on parle. On a même tout le temps de réfléchir !

Vivre avec si peu, dans un contexte perçu dans ses limitations en termes de manques, de déficiences, d'attentes toujours déçues. Christine évoque « ceux qui demeurent à vie en réclusion dans un centre spécialisé ». Il n'est que peu à perdre lorsque tout semble manquer... Et pourtant la vie se reconstitue peut-être davantage dans son épure, dès lors qu'elle ne touche plus qu'à l'essentiel. Rarement nous sont restituées ces aventures humaines vécues dans la « réclusion » alors que leurs significations touchent certainement au précieux de l'existence. Confidences murmurées à faible bruit, avec des mots brisés par l'émotion et la souffrance. Lorsque l'on se sait impuissant à contrer la maladie et solitaire dans l'expérience qu'elle impose, il est si peu à dire et malgré tout tant à partager. Les rares témoins sont autant de veilleurs qui se refusent à déserter là où nos valeurs sont en cause.

Remerciements

Remerciements à Sylvie Froucht-Hirsch pour ses indispensables conseils et à Paul-Loup Weil-Dubuc pour sa relecture attentive.

MIXTE
Papier issu de
sources responsables
FSC® C003309
FSC
www.fsc.org

Les papiers utilisés dans cet ouvrage
sont issus de forêts responsablement gérées.

Mis en pages par DV Arts Graphiques à La Rochelle
Imprimé en Espagne par Cayfosa
Dépôt légal : novembre 2014
N° d'édition : 4228
ISBN 978-2-7491-4228-9

GRA
15,00€